人生を変える 健康学

がんを学んで元気に100歳

中川恵一　Keiichi Nakagawa

日経サイエンス社

目次

第1章 思い込みをリセットしよう

第4章 ヘルスリテラシーを高めよう

第5章 リスクの「量」を見きわめる

第6章

「がんの壁」を越えよう

装丁　夏来 怜

本文レイアウト・DTP　GRID

写真（カバー・帯）　松永直子

まえがき

現在、1年間に日本人男性の57万人強、女性の44万5000人ほどががんと診断されています。

国立がん研究センターの長期予測によると、2030年代後半では、男性は64万人、女性は53万人と推計されています。男性で1割以上、女性では2割近く増加すると見込まれています。

がんのリスクを表す数値としてわかりやすいのが、「生涯累積がん罹患リスク」です。生涯で、何人に1人が、がんに罹患するか示します。よく、「日本人の2人に1人が、がんになる」と言われます。このフレーズは、10年以上も前から私が使ってきたものですが、当初は「ウソでしょう。そんなに多いはずはない」などと、言われたこともありました。

「生涯累積がん罹患リスク」の最新の数値は、国立がん研究センターのホームページで定期的に更新されています。2022年に公表されたデータでは、男性は65・5%、女性は51・2%でした。

「日本人の2人に1人」という表現は、誇張でも脅しでもなく、もはや疑う余地のない現実になりました。

がんになる人が増えた背景には高齢化があります。

発がんには、遺伝子のコピーミスが大きく関与します。コピーミス自体を完全に避けることはできませんから、長生きをして細胞分裂の回数が増えれば、がん細胞が発生する確率も高まります。生活習慣などが同じであれば、発がんの確率は、年齢で決まるわけです。その意味ではだれもが平等です。

世の中には発症原因もわからなければ治療法も存在しない病気もたくさんあります。その点、がんはヘルスリテラシーを高めることで、ある程度「コントロール可能」な病気です。

手強いがんの手の内を知り、そこを突破口に健康リスク全般を見直せば、他の病気の防波堤としても役立ちます。がんリテラシーを健康の柱に据えることで、がんによる死を遠ざけ、長く幸せな人生を送っていただきたいと思います。それが本書のねらいであり、がん専門医である私の願いです。

本書『人生を変える健康学　がんを学んで元気に100歳』は、日本経済新聞で連載中の「がん社会を診る」（2019年12月4日～2023年4月19日掲載）の内容を中心に加筆、構成しました。

第3章は、東京大学医学部附属病院と大同生命保険が行っている共同研究に関連して催された特別講演会「働く世代のがんの早期発見と治療」の一部を掲載しました。私と東大病院の南谷優成医師が講師を務め、特別講演では、養老孟司東京大学名誉教授に、ご体験やお考えをお話いただきました。本章では養老先生の講演とトークセッションの内容をお届けします。

私が14年にわたって議長を務める厚生労働省の「がん対策推進企業アクション」では、企業のがん対策をサポートする活動を行っています。現在、約5千の企業・団体がこのプロジェクトに登録し、がん検診の受診率アップや、治療と就労の両立などに取り組んでいます。とりわけ中小企業に向けてのがん対策は、社会全体に与える影響も大きいと考えます。こうした取り組みについても本書で取り上げます。ぜひ参考になさってください。

序章

人生100年時代の健康学

「生きる」ために知っておきたいこと

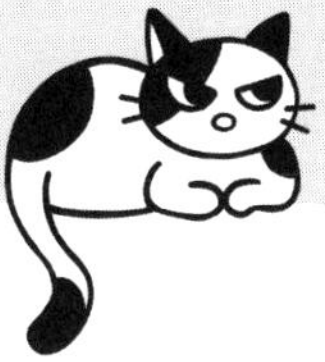

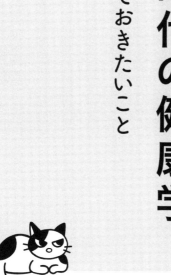

「がん社会」は成熟国家の必然

「がん社会」。この言葉は私の造語です。がん患者、とくに働くがん患者であふれる社会を意味します。現実に、日本人男性の3人に2人、女性でも2人に1人が、がんを経験します。

細胞増殖に関わる遺伝子に20～30年かけて変異が蓄積することで、がん細胞は発生しますが、免疫細胞が水際でがん細胞を殺してくれています。

しかし、この「免疫監視機構」も年齢とともに力を失い、監視網から逃れるがん細胞が現れます。そして、20年といった長い年月をかけて、検査で診断できる1センチ程度に成長します。

長生きしなければ、がんになることが難しいとも言えますから、平均寿命が50歳前後だった終戦直後、がんの患者はごくわずかだったはずです。しかし、現在、男女の平均寿命はそれぞれ、82歳、88歳と世界トップクラスです。

とくに、日本の場合、高齢化のスピードが類を見ないほど速かったのが特徴です。現在、日本の総人口に占める65歳以上の高齢者の割合（高齢化率）は世界最高の29％で、2位のイタリアを5ポイントも上回ります。総人口が減るなかで、高齢者の人口は約３６００万人と過去最多を記録しています。高齢化率が7％を超えると「高齢化社会」、14％を超えると「高齢社会」と呼ばれますが、日本は「超高齢社会」です。

高齢化率が高齢化社会の7％から高齢社会の14％になるまでの年数が、高齢化のスピードの目安になります。

日本の場合、高齢化社会から高齢社会に至るまでの期間は１９７０年から94年までの24年間でした。しかし、フランスでは１２６年、スウェーデンでは85年間もかかっています。日本の24年がいかに短期間かわかると思います。

あまりに高齢化が速かった結果、がん患者の増加も史上例を見ないスピードとなりました。この急ピッチのがんの増加に、個人の知識や心がまえ、さらには行政、教育などが追いついていないのが、今の日本の姿だと言えるでしょう。

そして、日本の場合、欧米には存在しない特殊事情があります。移民などを積極的には受け入れず国家を維持してきたことです。

社会が成熟すれば、洋の東西を問わず、少子化と人口減は避けられず、経済成長も社会保障制度の維持も困難となります。

欧米では、若い移民が国を支える労働力として機能しています。一方、わが国では、高齢者たちも国を支える必要があり、高齢層の就労率が世界トップレベルになっています。

「若い」高齢者、就労意識も変化

日本人男性の場合、55歳までにがんを罹患する確率は5％もありません。しかし65歳、75歳、85歳までにがんを発症する確率は13％、32％、53％と、急激に上昇します。生涯では65・5％、つまり3人に2人です。

今、60代後半の就業率は50％を超え、60代の過半数が「70歳を過ぎても働く」と答えています。がん社会はこの国にとって、当然の帰結と言えるでしょう。

日本の高齢者は長く働ける「若さ」を保っていることも重要なポイントです。

卑近な例ですが、「サザエさん」のお父さんの磯野波平氏は54歳の現役サラリーマンです。漫画の連載が始まった終戦間もない１９４６年当時の日本人が、今よりずっと「老けていた」ことがわかります。

日本老年学会と日本老年医学会も、歩く速さや歯の数、知力のほか、健康状態も「現在の高齢者は10～20年前に比べて5～10歳は若返っている」と評価しています。

両学会は、高齢者の定義を「65歳以上」から「75歳以上」とし、65～74歳を「准高齢者」、90歳以上を「超高齢者」という形で区分すべきだと提言しています。

ヘルスリテラシーが最良の処方箋

確かに現代日本の高齢者は働かなければいけませんし、また、働くことができる体力を持っていると言えるでしょう。

しかし注意が必要なのは、がんのリスクは生活習慣などが同じなら、遺伝子の劣化時間、つまり年齢で決まるということです。

どんなに見た目が若々しく、体力があっても、同じ年齢であれば、今も昔も、同じ確率でがんを発症するわけです。このことは忘れてはならない大事なポイントです。


それでは、高齢まで長く働く日本人に向けた「処方箋」を提案したいと思います。

それは「がんを知ること」、さらに広くいうならば、「ヘルスリテラシー」を高めることです。

この世には、発症原因もわからなければ治療法も存在しない「難病」もたくさんあります。その点、がんはヘルスリテラシーを高めることで、ある程度「コントロール可能」な病気です。

3段階の予防策で備えを

がんの予防は以下の3つに分けることができ、それぞれ、非常に重要です。

（1）一次予防……発がんのリスクを低下させるライフスタイルなどを指します。禁煙、節酒、適度な運動、体形の維持、バランスの良い食事などが大切です。とくに、男性の場合、たばこの影響が非常に大きく、がんの原因の3割が喫煙です。さらに、男性のがんの9％が飲酒に起因します。

（2）二次予防……がんの早期発見を指します。どんなに一次予防を心がけても、がんを百パーセント避けることはできません。男性より生活習慣がよい女性でも、避けることができるがんは全体の3割程度にすぎません。たばこを吸わない私が膀胱がんに罹患したことでもわかるように、発がんには「偶発的遺伝子損傷」が大きく関与します。がんになっても、早期に発見して完治させることが大切です。早期がんで症状が出ることはまれですので、定期的にがん検診を受けることが必要です。

（3）三次予防……がんの転移、再発を防ぐという意味での予防です。治療後に勧められる生活習慣は一次予防に準じます。再発病巣を早期に発見するための定期的な検査も含まれます。

新型コロナウイルス感染症による仕事や生活の激変のなかで、生活習慣（一次予防）の悪化が懸念されています。家にいる時間が長くなったことで、喫煙や飲酒の増加、運動不足が大きな問題となっています。

早期発見に相当する二次予防ですが、コロナ禍でがん検診や人間ドックが事実上凍結されていた時期がありました。やむをえない措置とは思いますが、どのような時でも、がんの早期発見の重要性は変わりません。検診は不要不急などと考えず、感染を避けながら、早期発見の遅れを最小限にする方策が必要かと思います。

新型コロナは医療現場にも大きな影響を与えてきました。感染患者の受け入れや院内感染の予防のため、がんの治療後の定期診察が延期されるケースもあり、三次予防も心配な状況です。

年間38万人もの命を奪うこの国民病への備えを忘れてはなりません。

中学校や高校のがん教育が本格化

中学と高校の保健体育の学習指導要領に「がん教育」が入り、全国の中学校・高校でがんの授業が始まっています。

私は2008年11月8日、東京都国立市の中学校で、初めてがんの授業を行いました。2009年2月に行われた国の「がん対策推進協議会」でも、「子供の頃からの教育が非常に大事と考え、実際に国立で授業を行った」とがん教育の重要性を訴えました。これが議論のきっかけとなり、「がん対策推進基本計画」にがん教育が盛り込まれました。

2021年度から中学校の教科書が改訂され、保健体育ではがんのページが本格的に登場しています。保健体育の教科書は1年から3年までで1冊で、がんについては2年で学ぶようになっています。高校でのがん教育は2022年度から本格的に実施されています。

これまで生活習慣病と関連づけられる形や巻末資料などで取り上げられることはあっても、がんをきちんと学ぶ機会はほとんどありませんでした。新しい教科書では、目次に「がんの予防」といった項目が立てられ、2ページから4ページにわたってポイントがまとめられています。

多少の違いはありますが、「がんができる仕組み」「生活習慣と発がんのリスク」「がんの予防法」「早期発見の重要性」といった基本的な知識は、どの教科書でもきちんとおさえています。

さらに、大腸がんの内視鏡写真、がんのステージ1〜4の5年生存率（ステージ1では91・8％など）、受けるべきがん検診の種類と対象年齢（子宮頸がんは20歳から）といった踏み込んだ内容も見られます。

大腸がんと肝臓がんで3回の手術を受けた人の体験談は私にとっても参考になりました。「がんの種類と復職率」のグラフからは、仕事とがん治療の両立は可能だと理解できます。

驚いたのは、「身近な大人に向けて、がんに対してどのように行動すればよいかアドバイスを考えてみましょう」という問いかけです。がんを学んだ子供が、習っていない大人にアドバイスする時代になったわけです。

中学・高校での「がん教育」の必修化で、がんを学んだ世代が大人になるころには、他の先進国と同様、日本のがん死亡も減ってくると思います。問題はがんを学ぶ機会がなかった大人たちです。

がんリテラシー向上プロジェクト

「がんリテラシー」の向上をめざす取り組みとして、私が評議員を務めている日本対がん協会（東京）が「働く世代のためのがんリテラシー向上プロジェクト」を始めました。プロジェクトは次の3本の柱で構成されています。

（1）企業・団体のトップや健康経営、人事・総務担当者を主な対象とする無料オンラインセミナー
（2）職場でのがん教育に役立つ情報のLINE配信
（3）がんリテラシーを測定するテスト（有料）

2023年2月27日には、がん予防のスタートラインといえる職場の禁煙をテーマにした第1回のオンラインセミナーを開催。私たちがん治療医のほ

か、がん経験者、治療と仕事の両立に詳しい社会保険労務士など、様々な立場の人が、ＬＩＮＥ配信やテスト問題の作成などに関わりました。

働く人たちの死亡の半分、病死の9割が、がんによるものです。しかし、早くからがん対策に取り組み、手厚い制度が整いつつある大企業もあれば、課題山積で何から手をつければいいか戸惑っている中小企業もあります。

このプロジェクトでは、全国の会社のトップや健康管理の担当者に向けたオンラインセミナーで、職場のがん対策の重要性と実践のポイントを理解していただきます。社員のみなさんにはＬＩＮＥ配信やテストで気軽に学んでいただきます。

まさに、取り残された大人たちのための無料の講座です。だれもが等しく学べる機会をぜひ活用してください。

働く世代のためのがんリテラシー向上プロジェクトのサイト
https://www.jcancer.jp/hataraku/

第1章

思い込みをリセットしよう

がんや健康のこと、誤解していませんか？

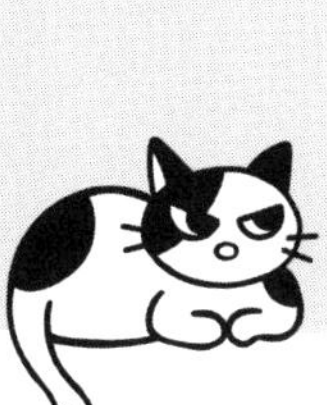

思い込み①

「野菜でがん予防、肉はからだに悪い」

がんにならなければ、がんで死ぬこともありませんし、早期発見の必要もなくなるわけですから、予防は多くの人が関心を持つテーマの一つです。

とくに、どんなものを食べたらよいのか、よく質問されます。

私は、**肉も野菜もバランスよく食べることをお勧めしています。**

がんと診断された途端、一切肉を口にしなくなる患者さんは珍しくありません。「肉を食べるとがんになる」「野菜はがんを防ぐ」といったイメージが浸透しているようです。

完全菜食主義者の「ビーガン」が世界的に増えており、日本でも、「マクロビオティック」が若い女性を中心に支持されています。しかし、菜食主義者にがんが少ないわけでも、長生きするわけでもありません。

とくに65歳を超える高齢者では、肉や乳成分などを食べて、たんぱく質を十分摂ることが、がんの予防にもつながります。

国立がん研究センターの研究でも、野菜不足が原因とされるがんの割合は、男性で0・03％、女性で0・1％にすぎません。果物不足の影響はさらに低く、男性で0・1％、女性ではほぼゼロです。

一方、男性の場合、発がん要因24％は喫煙、8％が飲酒ですから、いかに野菜、果物不足の影響が小さいかわかります。残念ながら、「野菜でがん予防」は幻想に近いと言えるでしょう。

ただ、私自身は野菜や果物が不足しないように努めています。好きなお酒でリスクが上がる食道がんを、野菜や果物は「ほぼ確実に減らす」ことがわかっているからです。

45〜74歳の日本人男性4万人弱を長期間追跡した「コホート研究」の結果、野菜や果物をたくさん食べるグループでは、少ないグループに比べて、食道がんのリスクがほぼ半減していました。

たばこを吸い、お酒を大量に飲んでいる高リスクの人で効果がとくに大きく、発がん率は約8倍から3倍へと大幅に低下しました。私のようにたばこを吸わない酒飲みの場合でも、食道がんのリスクは有意に低下していました。野菜による発がんの予防効果がもっとも顕著なのが、食道がんといえます。野菜や果物は、がん予防の点では多くを期待できませんが、がん以外の生活習慣病を含めると、やはり、不足しないことが推奨されます。

少し脱線しますが、熱々の食べ物は食道がんを「ほぼ確実に増やす」とされています。冷まして食べることも大切です。

飲酒や喫煙習慣が少ない一方、日常的に紅茶を多く飲むことで知られるイラン北部のゴレスタン州の住民を対象にした調査の結果、紅茶の温度が高いほど、お茶を注いでから飲むまでの時間が短いほど、食道がんのリスクが高くなることがわかりました。中国の調査でも、飲酒または喫煙と熱いお茶を飲む習慣が重なると食道がんのリスクが高まることがわかっています。

喫煙者がお酒を飲みながら、鍋をアツアツで食べれば、食道がんのリスクがすべて揃うことになります。くれぐれも、ご用心。

「医食同源」という言葉とは裏腹に、がん予防の点では、食べ物のウエートはそれほど高くありません。

食品添加物や農薬によって、がんのリスクが高まると心配する人も多いように思います。しかし、日本では、安全性に関する規制が徹底されており、心配は無用です。無農薬、有機栽培の野菜にこだわる必要はないと言えるでしょう。

「野菜信仰」とともに、日本人に染みついているのが、「肉食＝悪人」説ではないでしょうか。たしかに、世界保健機関（ＷＨＯ）の付属機関である国際がん研究機関（ＩＡＲＣ）は２０１５年、ハムやソーセージといった「加工肉」や牛肉、豚肉などの「赤肉」により大腸がんのリスクが増えることを発表しています。

さらに、加工肉を発がん性がある「グループ１」に、「赤肉」を「グループ２Ａ」（人に対しておそらく発がん性がある）に分類することを決定しています。
グループ1には喫煙、アルコール、ピロリ菌、アスベストといった、そうそうたるメンバーが顔を揃えています。加工肉もそのなかにエントリーされてしまいました。これを受けて、韓国ではスーパーでの加工肉の売り上げが約2割も落ち込んだことがありました。

前にも触れましたが、私は野菜、果物を欠かさないように気をつけています。酒好きにつきものの食道がんのリスクを減らすからです。しかし、肉については、ほとんど気にしていません。

日本人の場合、赤肉や加工肉ががんの原因となる割合は、男女ともほぼゼロと評価されています。日本人が食べている赤肉や加工肉が世界的にみて少ないからです。

米国の調査研究でも、66歳以上の高年層では、高たんぱく質摂取グループは低摂取グループに比べて、全死因の死亡率が28%低く、がん死亡率も60%も低かったことがわかっています。

日本人は、欧米人と比べて、動物性たんぱく質の摂取量がはるかに少なく、大豆などによる植物性たんぱく質の量が多いため、中高年の方が肉を減らそうとする必要はないと思います。

90歳を超えても元気な患者は肉好きが多いと感じます。おいしく食べて、健康長寿を実現したいものです。

KEY POINT

野菜も肉もバランスよく食べましょう。野菜や果物のがん予防の効果は限定的ですが、がん以外の生活習慣病を含めると、不足しないことが推奨されます。

欧米人に比べて動物性タンパク質の摂取量の少ない日本人の場合、肉を食べることによる悪影響はほとんどありません。とくに65歳を超える高齢者では、肉や乳成分などを食べて、たんぱく質を十分摂ることが、がんの予防にもつながります。

思い込み②

「遺伝だから、努力してもムダ」

実の親やきょうだいに1人以上がんになった「がん家族歴」を持つ人たちは、そうでない人たちと比較して、がん全体のリスクが高まります（調査データについては後述します）。

しかし、**発がん原因のうち、遺伝的要因は5％程度にすぎません。**家族歴が影響する背景には、家族が同じ生活環境を共有することも強く関係していると思います。

実は、日本人の発がん要因のトップは感染で、17％を占めます。喫煙が第2位で15％、飲酒が第3位の6％となります。続いて、胃がんを増やす塩分過多が2％程度、食物繊維不足や過体重は1％程度で、受動喫煙は0・5％にすぎません。

日本人男性の発がんの原因の43％、女性では25％（男女計36％）が、生活習慣やがんに関連する感染症など、予防可能なものです。

また、がん死亡の原因については、男性で50％、女性で27％（男女計41％）が予防可能です。

これまで日本人のがんの原因トップはたばこでしたが、喫煙率低下とともに、がんを誘発する感染症が発がん要因の1位となっています。

がん関連の感染症としては、胃がんの原因の98％を占めるピロリ菌、肝臓がんの原因の7割程度を占める肝炎ウイルス、子宮頸がんの原因のほぼ100％を占めるヒトパピローマウイルス（HPV）が重要です。母乳から感染して白血病の原因となるウイルス（ヒトT細胞白血病ウイルス1型）もあります。

新型コロナウイルスは、忘れかけていた感染症の脅威を再認識させましたが、衛生状態が良くなるとともに、世界的には感染が原因となるがんは減少しています。実際、欧米ではがん関連の感染症は、がんの原因の5％程度まで減っています。

肝臓がんは、輸血用の血液から肝炎ウイルスを取り除いたり、注射器の使い回しをやめたりすることで、10年で死亡率が半分に減っています。

一方、一時減少していた子宮頸がんは2000年ごろより再び増加に転じています。本来減っていくはずの感染型のがんが増えるのは、先進国のなかでは異例の事態です。

検診率の低さの他、約9年にわたり「HPVワクチン」の「積極的な勧奨」が差し控えられた影響もあったと思います。一刻も早く対策を打つべき由々しき事態です。

国立がん研究センターなどの研究グループは、全国10地域の40〜69歳のがん経験のない10万人以上を追跡調査しました。アンケート調査の回答に基づき対象者全体を、がん家族歴の有無で2つのグループに分け、がん全体の罹患リスク、部位ごとのがん罹患リスクを比較しました。

がんの罹患に関連する年齢、性別、地域、肥満度、喫煙、飲酒、身体活動、糖尿病歴などを調整した上で、分析が行われました。

がんの家族歴がないグループに比べて、あるグループでは、がん全体で11％、リスクが高まっていました。臓器別にみると、食道がんや膵臓がんで、家族歴ありのグループは2倍以上の発症リスクを示しました。さらに、膀胱がんでは、なんと6倍を上回る高いリスクとなりました。

がんの家族歴というと、「がん家系」という言葉を思い出します。家族歴がある人に発がんリスクが高まる理由として、遺伝的側面があるのは確かです。実際、北欧での大規模調査の結果でも、同一の遺伝的情報を持つ一卵性双生児では、同じ臓器のがんを発症する確率が4割近くにも達していました。

しかし、がんの発生要因全体から見たとき、遺伝的要因は5％程度にすぎません。同じ生活環境を共有することによる面も強く関係していると思います。

たとえば、私も罹患した膀胱がんでは、家族歴がある人のリスクは6倍以上でしたが、遺伝的要因が強いがんは、大腸がん、乳がん、卵巣がんなどで、遺伝性の膀胱がんはあまり知られていません。

一方、膀胱がんはヒ素を多く含む水を飲んでいる地域に多いことがわかっています。今回の研究結果は、家族が同じ飲み水を共有していたことが理由の一つだった可能性もあると思います。

35年以上の私の臨床経験でも、仲のよいご夫婦が同じがんを罹患する例が何組もありました。

KEY POINT

がんの家族歴はがん全体のリスクを高めます。しかし、発がん原因のうち、遺伝的要因は5％程度です。日本人の発がんの原因の36％は生活習慣やがんに関連する感染症など、予防可能なものです。

家族歴のある人のリスクが高い背景として、家族が同じ環境を共有することも強く影響していると考えられます。家族歴のある人は、がんを予防する生活習慣を心掛け、がん検診をきちんと受けておくことをお勧めします。

思い込み③

「いまさら禁煙しても遅い」

禁煙は若い時にした方が効果的ですが、何歳であっても遅すぎることはありません。30歳までに禁煙すれば、喫煙しなかった人と同様の余命寿命が期待できますが、**50歳で禁煙しても、余命が6年長くなることがわかっています。**

禁煙すると24時間で心臓発作のリスクが低下します。早ければ1カ月で、せきやぜんそくなどの呼吸器症状が改善します。免疫力も回復して、かぜやインフルエンザなどの感染症にかかりにくくなります。1年たつと肺機能が改善し、禁煙2～4年後には虚血性心疾患や脳梗塞のリスクが3分の1程度に減ります。

一方、がんのリスクが減るのは5年以降と時間を要します。国立がん研究センターの研究結果では、がん全体のリスクが非喫煙者と同じになるには、男性で21年、女性で11年かかります。

たばこに含まれる発がん物質は70種類程度あり、多くは体内で活性化されたあとに細胞内にある遺伝子に結合し、突然変異を引き起こします。この結果、細胞をがん化する「がん遺伝子」が活性化されたり、がん化を抑えている「がん抑制遺伝子」が不活性化されたりして、細胞のがん化が起こると考えられます。

たばこは、がんだけでなく、脳卒中や心臓病の原因にもなります。日本国内で喫煙が原因で亡くなる人は国内で年間12万〜13万人、世界では年間540万人にも上ります。国内の調査では20歳よりも前に喫煙を始めると男性は8年、女性は10年も短命になることがわかっています。

喫煙は新型コロナウイルスの重症化のリスクも高めます。中国の新型コロナウイルスの感染者1099人を対象とした大規模な調査の結果、集中治療室への入室、人工呼吸器の使用、死亡のいずれかの状態となるリスクが喫煙者は非喫煙者に比べて３倍も高いことがわかりました。世界保健機関（ＷＨＯ）も記者会見で、喫煙は重症化リスクを高めるとして「禁煙して」と呼びかけています。

従来型の紙巻きたばこの販売数量が減少する一方、加熱式たばこへの移行が急速に進んでいます。日本たばこ協会によると、２０２１年度の国内のたばこ販売全体に占める加熱式のシェアは、はじめて３割を超えました。今や、日本人の１割以上が加熱式たばこを愛用しているとされます。

加熱式たばこは、葉たばこを燃やさずに加熱することで、ニコチンを含む蒸気を発生させます。煙が出ないため臭いが少ないのが特徴です。

しかし、その蒸気にはアセトアルデヒドなどの発がん物質や、依存症の原因となるニコチンなどが含まれています。ＷＨＯは、紙巻きたばこと同様の規制が必要との見解を示しており、米食品医薬品局（ＦＤＡ）も「健康リスクが少ない」との見方を認めていません。

たった一つのがん細胞が発見できる大きさになるには20年といった長い時

間が必要ですから、加熱式たばこの危険性を評価できるのはずっと先の話です。さらに、加熱式たばこのユーザーの多くが以前から喫煙しているため、加熱式たばこの影響を検証できるのは、次の世代になってからです。加熱式の健康リスクについて、たばこ会社が「煙に巻いた」説明を繰り返す余地があるのは、こうした理由があるためです。

あまり知られていませんが、日本は加熱式たばこの世界最大の市場です。英調査会社によると、日本で２０２０年に販売されたのは３８６億本で、２位のロシア（１６９億本）を大きく引き離します。

とくに、米フィリップ・モリス・インターナショナル（ＰＭＩ）の「アイコス」は、２０２０年の日本の加熱式市場でシェア7割を占めています。ＰＭＩは10年以内に日本での紙巻きたばこの販売から撤退する予定です。

70歳以上の喫煙者では加熱式たばこのシェアは5％程度で、高齢層では、紙巻きたばこの愛好者がまだまだ多いのが実情です。しかし、20〜40代では加熱式が約4割を占めています。今後、加熱式のシェアはさらに増加すると思われます。

副流煙のない加熱式たばこですが、吸っている人が吐く呼気を周りの人が吸い込む「受動喫煙」はどうしても避けられません。

従来型と比べて規制が甘いこともあり、加熱式たばこによる受動喫煙が急速に増えています。大きな社会問題となる予感がします。

KEY POINT

禁煙は何歳になっても遅すぎることはありません。禁煙2〜4年後には虚血性心疾患や脳梗塞のリスクが3分の1程度に減ります。一方、がんのリスクが減るには5年以降の時間を要します。

日本では加熱式たばこのシェアが高まっていますが、加熱によって発生する蒸気にはアセトアルデヒドなどの発がん物質や、依存症の原因となるニコチンなどが含まれています。世界保健機関（ＷＨＯ）は、紙巻きたばこと同様の規制が必要との見解を示しています。

思い込み④

「酒は百薬の長です」

最近の研究で、1合以下のお酒でも、がんが増えるという結果が出ています。「酒は百薬の長」という言葉は死語になるかもしれません。**「一滴も飲まないことが健康に一番」**が結論で、酒飲みの私には耳が痛い話です。

お酒は、口や喉のがん、食道がん、肝臓がん、乳がん、大腸がんなど、多くの臓器のがんを増やします。

たとえば日本人男性の場合、日本酒を毎日4合飲むと、大腸がんになるリスクは3倍になります。日本酒3合で、がん全体の罹患リスクは喫煙と同じ1・6倍になります。飲酒しながら喫煙するのは最悪の自殺行為で、食道がんのリスクは30倍にも上ります。

飲むと赤くなる人が深酒するのがとくに危険です。

お酒に含まれるエタノールは肝臓で「アセトアルデヒド」に分解されます。アセトアルデヒドには発がん性がありますが、「２型アセトアルデヒド脱水素酵素（ＡＬＤＨ２）」が酢酸に分解して、解毒しています。

ＡＬＤＨ２の遺伝子には、分解力の強い型（正常型）と、乏しい型（欠損型）があり、両親からどちらかを受け継ぎます。両親からともに欠損型を受け継いだ「完全欠損型」は日本人の約５％にみられ、お酒が全く飲めない下戸です。飲めませんから、発がんも問題になりません。ともに正常型を受け継いだ場合、アセトアルデヒドが蓄積しにくいので、がんの危険は少なくなります。

問題は両親から受けた遺伝子のうち、一方が欠損型である「部分欠損型」で、日本人の約45％を占めます。このタイプの人はアセトアルデヒドを分解する力が十分ではないため、大量に飲むとアセトアルデヒドが体内にたまります。これが血管を拡張させて顔を赤くすると同時にがんのリスクを高めます。お酒を飲んで顔が赤くなるのは、体内に発がん物質がたまっているサインだというわけです。

実際、赤くなる人が毎日3合以上のお酒を飲むと、食道がんのリスクが50倍にもなるというデータもあります。

日本人男性の発がん原因の1割弱がお酒ですが、西洋社会ではお酒とがんの関係はそれほど強くありません。ＡＬＤＨ２の変異型は東アジアの一部にしかみられません。

もともと、アイヌ民族や縄文人には変異型はありませんでした。弥生人が稲作とともに日本列島に持ち込んだＡＬＤＨ２の遺伝子変異のおかげで、日本人の深酒は喫煙なみのリスクになったといえます。ただし、受動喫煙は加熱式たばこでも避けられませんが、お酒には受動飲酒はありません。自己責任で飲むのは許してほしいと思います。

KEY POINT

「酒は百薬の長」は残念ながら過去のものです。飲酒は多くのがんのリスクを高めます。お酒を飲んで顔が赤くなる人は、発がん物質のアセトアルデヒドが体内に蓄積しやすく、要注意です。

思い込み⑤
「日本人のがんと言えば、胃がん」

２０１６年に厚生労働省が定めるがん検診の指針が改正され、特に胃がん検診に大きな変更が加えられました。

改正前は40歳以上を対象に1年に1回の受診が推奨されていましたが、改正後は50歳以上を対象に2年に1回の受診推奨に変更されました。

指針が変更された背景には、**若い世代では、胃がんの原因とされるヘリコバクター・ピロリ（ピロリ菌）の感染者が劇的に減り、胃がんの発症者が減っている**ことがあります。

検査項目も胃部エックス線検査（バリウム検査）か胃内視鏡検査（胃カメラ）のどちらかを選ぶことができるようになりました。では、胃がん検診の方法として、バリウムと胃カメラ、どちらが優れているのでしょうか。

全国10カ所の保健所管内に住む約8万人を長期に追跡し、バリウムと胃カメラの有効性を評価した「コホート研究」を紹介します。

追跡期間中（中央値13年）に約2千人が胃がんと診断され、そのうち800人弱が胃がんにより死亡しました。

性別、年齢、地域、喫煙や飲酒の状況、糖尿病、野菜や果物の摂取量、塩分摂取量などの「交絡因子」をできるだけ取り除いた上で解析を行いました。

その結果、バリウム検査を受けた人では、検診を受けていなかった人と比べて、胃がんによる死亡リスクが37％減りました。胃カメラを飲んだ人では、胃がんで死ぬリスクは61％も減っていました。

また、バリウム検査、胃カメラを受けた人では、未受診の人と比べて、進行胃がんの罹患リスクが、各それぞれ12％、22％減少していました。胃カメラでは、前がん病変や早期胃がんが進行胃がんに成長する前に切除した効果と考えられます。

バリウム、胃カメラともに、胃がん検診としての有効性が確認されましたが、とりわけ、胃カメラによる死亡抑制効果の高さが際立ちました。
実は、私は定期的に胃カメラを飲んでいますが、バリウム検査は受けたことがありません。しかし、バリウムは胃全体の形や胃の壁の硬さなどを調べることが可能で、胃カメラでは見つけにくい「スキルス胃がん」など、特殊なタイプの胃がんの検査に適しています。私も機会をみて、バリウム検査も組み合わせるつもりです。

KEY POINT

胃がんは今や「絶滅危惧種」で、胃がん検診も近い将来、欧米と同様に行われなくなるはずです。しかし、50〜60歳代のピロリ菌感染率はいまだ4〜5割。この世代は胃がん検診を受けておく必要があります。

思い込み⑥

「大腸がん？　検査陽性は痔のせい」

胃がんに代わって今、日本で患者数が最も多いのが大腸がんです。早期発見のカギは毎年2回の便潜血検査です。しかし、簡単で痛くもかゆくもないこの検査の受診率は4割程度にとどまります。

しかも便潜血検査で陽性となった人のうち、3割が内視鏡検査を受けていません。その理由として、多くの人が「痔のためだろう」をあげています。しかし、**痔だけが原因で検査結果が陽性になる確率はわずか2％程度**といわれています。

大腸がんで1年間に亡くなる人の数は、人口3億3千万人近い米国より多くなっています。がんは細胞の老化と言える病気ですから、高齢者が多い日本にハンデがあるのは確かです。しかし、日本では、このがんの早期発見がうまくいっていないのは間違いありません。

大腸がんは早期に見つかればほとんど治る病気です。もっとも早期のステージ1では5年生存率が95％を超えます。早期発見のカギは毎年2回の便潜血検査です。しかし、簡単で痛くもかゆくもないこの検査の受診率は4割程度にとどまります。

そして、もっと問題なのは、検便で陽性となった方が精密検査（大腸内視鏡）を受けていないことです。住民検診の対象となるがんのなかで、精密検査を受けない人の割合が最も高いのが大腸がんです。

がん検診では、一次検査でがんがありそうな人を選別し、精密検査で本当にがんがあるかどうか判定します。一次検査で異常がない場合は、次回の検診を受診することになりますが、陽性と判断された場合には、精密検査を受診することが必要です。

市町村が実施する住民検診での精密検査の受診率は、乳がんで最も高く（88％）、肺がん（83％）、胃がん（バリウム検査、82％）、子宮頸がん（75％）

と続き、大腸がんが71%ともっとも低くなっています。

便潜血検査で陽性となった人のうち、3割が内視鏡検査を受けていませんが、理由として、時間がない、費用がかかるなどの他、多くの人が「痔のためだろう」をあげています。

しかし、痔のありなしで、便潜血検査の陽性率はほぼ変わらないというデータもあります。また、痔だけが原因で陽性になる確率はわずか2%程度といわれています。


大腸がんの場合、大腸の奥深い場所で出血が起こります。この場合、便はまだ固まっておらず、液体状のままです。がんからの出血は便とよく混ざり合いますから、陽性となる可能性も高くなります。

一方で、痔は肛門の近くにできますから、便は固体になっていることが多く、出血があったとしても便の表面に付着する程度で、潜血検査陽性になるような影響を及ぼす可能性は低いのです。つまり、痔があろうとなかろうと便潜血検査で陽性となった場合は、内視鏡検査を受ける必要があるわけです。

日本とは大腸がん検診の進め方が異なる米国では、50～75歳の6割以上が、過去10年に大腸内視鏡検査を受けています。この結果、もともと日本人よりずっと高かった米国の大腸がんの年齢調整死亡率は過去40年間で半減し、男女とも日本人を下回っています。米国の予防医学の金字塔ですが、日本も負けてはいられません。

感染型、アジア型の胃がんと異なり、大腸がんは肥満や運動不足、肉食などがリスクを高める欧米型のがんの代表です。胃がんから大腸がんへのトップ交代は、がんが社会と共に姿を変える病気であることを端的に示しています。

KEY POINT

大腸がんは早期に見つかればほとんど治る病気です。もっとも早期のステージ1では5年生存率が95％を超えます。がん検診の一次検査（検便）で陽性になったら、早期発見のチャンスと考えて、必ず大腸内視鏡検査を受けてください。

思い込み⑦

「仕事を辞めて治療に専念」

がんと診断された会社員の約3分の1が離職し、自営業者では17％が廃業したという調査結果があります。

別の調査でも、がんと診断されると約2割の人が仕事を辞めていました。さらに問題なのは辞めたタイミングです。仕事を辞めた人のうち、32％は診断が確定した時点で、9％が診断から最初の治療までの間に離職していました。つまり、4割以上が、実際に治療を受ける前に辞めてしまっているのです。

現実には、がんが治れば、一部の例外を除いて、元通りの生活に戻り、仕事も以前と同様にできることが多いのです。このことを本人や経営者を含めて会社全体で共有する必要があります。

今、日本の成人のがんで一番多いのは、大腸がんで、胃がん、肺がん、乳がん、前立腺がんと続きます。

成人のがん全体の5年生存率は約7割、10年生存率も約6割となっています。

日本人男性のがんで一番多い前立腺がんでは、進行したステージ3であっても、東大病院の場合、5回の通院で治療が終了します。照射時間は2分程度。「放射線で焼く」という言葉もありますが、温度の上昇は500分の1度余り。副作用も少なく、仕事を辞める必要など全くありません。

そもそも、2009年に国内で診断された前立腺がんの10年生存率は、ステージ1、2はもちろん、ステージ3でも100%。不治の病どころか、「治る病気」になったのです。

子供のがんも治る時代になっています。国立がん研究センターは2021年末、14歳以下の小児がんを対象とした5年生存率を初めて発表しました。小児がんでは、できやすいがんの種類が成人とは全く異なります。小児に最も多いのは、38％を占める白血病で、脳腫瘍（16％）、悪性リンパ腫（9％）、胚細胞腫瘍・性腺腫瘍（8％）、神経芽腫（7％）と続きます。

2013〜14年に診断された小児がん患者の5年生存率は、リンパ腫91％、白血病88％、脳腫瘍75％でした。11種すべてのがんについて7〜9割台で、大人のがんの生存率を上回っていました。

KEY POINT

すべてではありませんが、がんは大人でも子供でも、早く見つけて適切な治療を受ければ「治る病気」になってきたといえます。人生の大事な判断を誤らないように、ぜひ心に留めておいてください。

思い込み⑧
「コロナがこわい、検診も自粛」

新型コロナウイルス感染症で外出の自粛が続いた２０２０年、がん患者が大幅に「減少」しました。

例を挙げると、２０２０年４～10月の東大病院での胃がんの外科手術は前年の同じ期間より43％も減っています。胃がん以外のがんでも、減少傾向が明らかです。

現実には、向こう20年間はがん患者数の増加が予想されていますから、この「減少」は「検査の自粛」による見かけのものにすぎません。

がんは、よほど進行しないかぎり、症状を出しにくい病気です。多くの人の体内で、**検診を受けていれば早期に見つかったはずのがんが放置され、今後、1～2年かけて進行がんに成長していくことに**なります。

自粛の弊害は日本だけの問題ではありません。

フランスが誇るキュリー研究所のパリ病院は世界有数のがん専門病院ですが、同じく、がん患者の「減少」に頭を悩ませています。同病院のフェロン医師によると、コロナによる「受診自粛」により、2割も患者が減ったそうです。

フランス最古の歴史を持つ新聞「ル・フィガロ」は、2020年春の初回のロックダウンによって、今後数年間で最大6千人もがん死亡が増えると報じました。その後も断続的に繰り返した制限や政策を含めた影響は計り知れません。

コロナによるがん死亡の増加はイギリスでも報じられており、世界的な現象と言えるでしょう。

横浜市立大学などの研究グループは、コロナの流行後は流行前と比べて、新規がんの診断数が胃がんでは27％、大腸がんでは14％と有意に減少していることを明らかにしました。

ステージ別では、胃がんと大腸がんのステージ1はそれぞれ、36％、34％の減少でした。大腸がんのステージ2でも35％減でしたが、リンパ節転移のあるステージ3では7割近くの激増でした。早期がんが減って、進行がんが増えたわけですから、これからがん死亡が増えることは間違いないでしょう。

横浜市立大学附属病院の堀田信之医師は、コロナによって、2020年に診断されたがん患者数も手術数も激減していることを論文にまとめ、国際学術誌で発表しました。

研究グループは全国のがん患者の7割をカバーする「院内がん登録データ」を解析し、胃がん、食道がん、結腸がん、直腸がん、非小細胞肺がん、乳がん、前立腺がん、子宮頸がんの診断患者数と切除患者数を調べました。いずれも日本人に多いがんばかりです。

2016～19年度の患者数から推定される20年度の患者数に比べて、すべてのがんで現実の患者数は減少していました。

臓器別には、胃がんが12％、食道がんが9％、結腸がんが8％、直腸がんが9％、非小細胞肺がんが8％、乳がんが8％、前立腺がんが12％、子宮頸がんが8%、少なくなっていました。また、進行がんより早期がんで診断数の減少割合が高いことも明らかになりました。

診断される患者の数が減っていますから、切除数も予測値より減っています。胃がんで14%、食道がんで13%、結腸がん、直腸がんで9%、非小細胞肺がんで11%、乳がんで11%、前立腺がんで12%、子宮頸がんで12%の減少となりました。主ながん10種で合計、約2万9千人分のがんの切除機会が失われたと推定しています。

がん患者の就労を支援する「CSRプロジェクト」が、診断から5年以内のがん患者310人を対象に調査をしました。結果をみると、40人が受診や検査、治療をキャンセルしたり、延期したりしていました。

治療の延期は死亡率を高めることがわかっています。2020年11月に報告された大規模な調査研究では、膀胱がん、乳がん、結腸がん、直腸がん、肺がん、子宮頸がん、頭頸部がんの7種類について、治療が遅れた群と遅れなかった群を比較しています。

その結果、手術が4週間遅れると、死亡リスクは6〜8％上昇していました。手術の前と後に行われる補助化学療法についても、膀胱がんの術前化学療法の遅れは24％、乳がんの術前化学療法の遅れは28％も死亡リスクを高めていました。

放射線についても、頭頸部がんへの根治的放射線療法で9％、子宮頸がんへの術後放射線療法で23％の死亡率アップと報告されました。

もっとも、がん治療の現場にいる私の感覚では、がんと診断されて治療を延期する人は少数派だと思います。東京大学病院でも、国立がん研究センターでも、胃がんの外科手術の件数が4割以上減っていますが、コロナで、胃カメラの検査自粛が起こったことが主因でしょう。

「ゼロリスク社会」では、目の前に現れた新しいリスクを唯一の重大なリスクと捉え、マスコミもそればかり取り上げます。世の中にはコロナ以外にリスクは存在しないかのようなムードが醸成されてしまいました。

こうしたゼロリスク社会の落とし穴については、第5章「リスクの「量」

を見きわめる」でお話しします。

KEY POINT

新型コロナによる死亡は80歳以上が69％を占めるのに対し、70歳未満は11％にすぎません。一方、がん患者全体の42％が70歳未満です。さらに、働く人の死因の約半数はがんです。病死に限れば、9割はがんが原因ということになります。

現役世代にとっては、がんはコロナとは比較できないくらい大きなリスクと言えます。

第2章

がん予防もアナタらしく

自分に必要なチェックポイントを確認

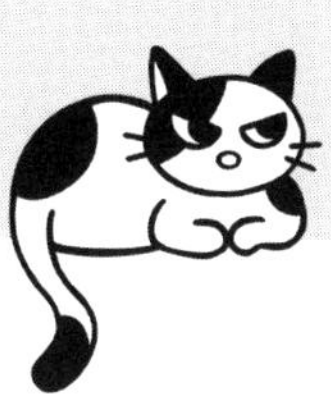

少しずつでも運動の習慣を

私の母校、暁星学園（東京・千代田）はフランス系のミッションスクールで、サッカーが盛んです。私も小学校から高校の初めまでサッカー部に所属していました。サッカー解説者の松木安太郎さんは3年先輩です。

ほとんど毎日、早朝から練習をしていましたが、医学生になってからは運動する習慣がなくなってしまいました。

昔の大学病院では雑用は若い医者の仕事でした。携帯がない時代でしたので、ずっと病院にいたものでした。病院で暮らしていたといってもよいかもしれません。運動など夢のまた夢。有給休暇も残業代もありませんでしたが、疑問を持つこともありませんでした。そんな時代だったとしかいいようがありません。

がん治療だけでなく、がん予防や早期発見に関する研究を深めるなかで、体を動かすことの大切さに気づき、40歳代からは、ほぼ毎日運動するようになりました。

世界保健機関（ＷＨＯ）や米国のガイドラインでも、１日30分、週５日以上の運動を推奨しています。今の私は、出勤前の早朝に30～45分の運動をほぼ３６５日実践しています。ほとんど毎日、お酒を飲んでいるという罪悪感も背景にあると思います。

２０１９年の「国民健康・栄養調査」によると、運動習慣のある人の割合は男性で約33％、女性で25％にとどまります。男女とも70歳代が最も高い一方、男性で40歳代、女性では30歳代が最低となっています。さらにこの10年間で、女性ではむしろ減っており、大きな問題です。

しかもこの調査での「運動習慣のある人」は、「１回30分以上の運動を週２回以上実施し、１年以上継続している人」と、国際標準より甘い基準をとっています。私が通うジムでも、日本人より外国人の方がずっと多い印象です。日本人のヘルスリテラシーは国際的にみても最下位レベルですから、当然の数字かもしれません。２０２１年の日本人の平均寿命は男性が81・５歳、女性が87・６歳で、健康寿命（２０１９年）との差は男性8・8年、女性12・2年。この乖離の大きな原因が運動不足であることは間違いないと思います。

米国の大規模な疫学調査では、1日6時間を座って過ごす女性は、座る時間が3時間未満の女性に比べて、がんの発症が多いことがわかりました。とくに、乳がん、卵巣、多発性骨髄腫のリスクが高くなりました。

さらに死亡リスクについてみると、肥満の程度や喫煙などのいくつかのリスクファクターを考慮しても1日6時間を座って過ごす人は、座っている時間が3時間未満の人に比べて女性では34%、男性でも17%高いことがわかりました。座りすぎると死亡リスクが高まる詳細なメカニズムはまだわかっていませんが、運動不足など複数の要因が関係すると考えられます。

座る時間が長くても毎日わずかでも運動をすれば、死亡リスクは低くなる傾向がありました。ただ、長時間座っていることによるリスクの増加は明白でした。週末にジムで汗を流せば、リスクを帳消しにできるというわけではなさそうです。

4万人近い対象者を追跡したノルウェーの調査でも、8時間以上座っている男性は、8時間未満の人よりも、22％前立腺がんが多いことがわかっています。40以上の観察研究のデータを総合的に分析した結果でも、長時間の座ったままの仕事は、大腸がん、子宮内膜がん、肺がんを増やすことがわかりました。

コロナ前の調査で日本人の座る時間は世界トップランクの1日7時間です。そしてコロナ以降、8割の人がさらに長く座っていると回答しています。「運動は通勤だけ」という方も多いと思いますが、在宅勤務の増加は「運動途上国ニッポン」にさらに悪影響を与えています。

さあ、イスから立ち上がって、歩きましょう。

映画のワンシーンから歯周病予防

1990年に公開され、大ヒットした映画『プリティー・ウーマン』のなかで、新米娼婦役のジュリア・ロバーツが、ハリウッドの超高級ホテルのペントハウスのバスルームでこっそりデンタルフロスを使うシーンがありました。
大富豪役のリチャード・ギアが麻薬と勘違いして怒鳴りますが、彼女が隠したのはフロスとわかり、彼はジュリアを見直します。米国では歯の手入れが、自己管理や将来への希望の象徴と考えられているようです。
その米国には、「フロス・オア・ダイ」という言葉もあり、30年前からフロスや歯間ブラシが常識になっていたわけです。その点、日本では、まだまだ歯ブラシが歯の手入れの主役のようです。

私自身も数年前から歯間ブラシを使うようになって、口内の状態が改善しており、効果を実感しています。日本ではあまり知られていませんが、実は歯周病はがんも増やします。

歯周病や歯の欠損と食道がんの関係を調査した米ハーバード大の大規模な研究があります。なお、食道がんはアルコールで増えるがんの代表で、5年生存率は40%にとどまるなど、酒好きの私にとっても非常に気になるがんです。

同大グループは、女性の看護師５万人と男性の医療従事者10万人を20年以上追跡しました。その結果、歯周病も歯の欠損もないグループに比べ、歯周病はないが、歯の欠損があるグループでは39％食道がんのリスクが上がっていました。歯周病があるグループでは、歯の欠損の有無に関係なく、59％もリスクが高まることが明らかになりました。

年齢や追跡期間、糖尿病の有無などの因子も考慮して解析した結果、歯周病は食道がんのリスクを全体で43％上昇させると結論づけています。

12万２千人の口腔洗浄サンプルのＤＮＡを分析し、口内の細菌の種類と食道がんの発生頻度を調べた別の研究によると、歯周病の原因となる細菌が見つかった人で食道がんが多いことが示されました。

逆に、特定の口腔内細菌が食道がんのリスクを低下させることもわかりました。

腸内細菌への感心が高まっていますが、善玉「口内細菌」を増やすべく、お手入れを欠かさないようにしましょう。

嫌われ者の花粉症にプラス効果

がんは日本人男性の3人に2人、女性でも2人に1人が罹患する「国民病」ですが、花粉症も日本人の4割近くを悩ませています。

花粉症の有病率は1998年には約2割でしたが、2008年は約3割、2019年には4割強と、継続して増えています。特に2023年は多くの地方で平均より花粉の飛散量が多くなっています。

花粉の飛散量は前年の夏の気象が大きく影響します。気温が高く、日照時間が長く、雨の少ない夏は花芽が多くなり、翌春の飛散量が多くなります。2022年は梅雨前線の活動が弱く「高温・多照・少雨」となり、スギの花芽が育つ好条件となりました。

日本の国土の7割は森林で占められ、その2割弱がスギ人工林、1割がヒノキ人工林です。木材不足の戦後に造林が進みましたが、木材の輸入自由化などで林業が衰退し、放置された森林から大量の花粉が飛散するという残念な結末です。

さて、花粉症に悩まされているあなたに朗報があります。花粉症の人では、がんの発症リスクが減る可能性が国内外の研究で指摘されています。特に明るい材料なのは、最凶のがんといえる膵臓がんのリスクが低下するという研究結果が増えていることです。

８つの疫学調査を統合して分析した「メタアナリシス」の結果で、花粉症の人の膵臓がんの発症リスクが、花粉症でない人の57％まで低下していました。北米、欧州、オーストラリアの１万人以上を対象とした調査で、信頼性の高い結論でした。

日本でも群馬県に住む約９千人の中高年を対象に行われた調査で、花粉症を発症していると、がんによる死亡率が約半分になるという結果が出ています。

がんは遺伝子の「経年劣化」と免疫力の老化によって年齢とともに増える病気です。一方、花粉症が最も多いのは10歳代で、年齢とともに有病率は低下していきます。重症度も同様の傾向があり、年とともに春が楽になったと感じる人も多いと思います。

そもそも花粉症は、異物に対する免疫の過剰な反応です。年齢とともに免疫力が低下し、症状が治まってくるのは当然といえます。

過剰な免疫反応が起きている花粉症の人では、がん細胞を未然に退治してくれる「免疫監視機構」の働きも強まっている可能性があると思います。嫌われ者の花粉症にもプラスの面がありそうです。

体重計に乗って一喜一憂のススメ

あまり知られていませんが、糖尿病とがんは深い関係があります。実際、糖尿病患者の死因の4割近くが、がんによるものです。

糖尿病はがん全体の発症リスクを2割程度増やします。とくに、膵臓がん、肝臓がんでは2倍にもなります。

私が医学生だった40年前は、末梢神経、網膜、腎臓の症状が糖尿病の「3大合併症」と習いました。一方、がんとの関連については聞いたことがありませんでした。

当時、糖尿病患者の死因としては、心筋梗塞、脳梗塞、慢性腎不全といった「血管障害」がトップでした。糖尿病患者の死因のうち、血管障害死の割合をみると、１９７０年代、80年代はおよそ4割。それが、90年代は27％となり、２００１〜２０１０年では15％まで低下しています。これは一般日本人の死亡割合より低い数字で、最近の糖尿病治療薬の進歩をうかがわせます。

一方、糖尿病患者におけるがんによる死亡割合は、70年代は25％でしたが、80年代、90年代は29％、34％と増加し、２００１〜２０１０年では38％を超えています。一般人での死亡割合より10ポイント程度高い数字です。

糖尿病患者のがん死亡を臓器別にみると、トップは肺がんでした。これは一般の日本人と同じですが、２位は肝臓がん、３位は膵臓がんで、一般人より順位が上がっています。糖尿病になると、この２つのがんのリスクが２倍になりますから当然です。

日本の糖尿病患者の多くで、インスリンが効きにくい「インスリン抵抗性」

が進み、血液中のインスリン濃度が高くなります。過剰なインスリンは発がんに関与する可能性があると考えられています。

その他、高血糖そのものによる酸化ストレスや慢性的な炎症も原因の可能性がありますが、がんが糖尿病によって増える詳しいメカニズムはわかっていません。

糖尿病の患者数は、疑いのある人まで含めて約2千万人と膨大な数に上ります。しかし、患者の4人に1人は治療を受けていないことがわかっています。とくに、働きざかりの人ほど受診していないことが問題です。


重度の肥満による「2型糖尿病」に対して、「減量手術」を行い、血糖値を適切にコントロールすることで、がんの発症を大幅に減らせることが、スウェーデンのヨーテボリ大学の研究で示されました。

欧米では極端な肥満者に対する外科治療が一般的になっています。この肥満治療は1950年代にアメリカで開始されました。近年の腹腔鏡手術の進歩により、世界で年間約70万人もの患者がこの治療を受けています。手術件数はこの20年で14倍にも増加したことになります。

日本でも、「スリーブ状胃切除術」が保険適用されています。胃の「部分切除」といってよい術式で、胃がんの手術後に患者が痩せるのと同じ原理です。欧米よりははるかに件数は少ないですが、２０１９年には、国内で７５５件の減量手術が行われました。

ヨーテボリ大学の研究グループは、減量手術で重度の肥満症を治療した２型糖尿病患者３９３人と、内科的治療のみを受けた３０８人の対照グループを比較しました。その結果、減量手術を受けたグループは対象群より、がんを発症するリスクが37％も低下していました。

減量手術が、肥満と糖尿病を持つ患者の膵臓がん発症リスクを有意に低下させるという別の研究もあります。減量手術でがんを予防できることは間違いなさそうです。

ただ、できれば手術をせずに肥満や糖尿病を解消したいと思うのが人情。オススメは、やはり運動です。日本人を対象とした大規模な調査でも、身体活動量が多い人はがんが少ないというデータが出ています。

私流の体重管理法は目標値を５００グラム単位で決めること。わずかな増減に一喜一憂することが大切だと思います。

触ってチェック、自分の体に関心を

膀胱がんを自分で検査して発見し、手術を受けてから4年がたちました。がんは臓器のもっとも表面の上皮から発生して、外側に向かって広がっていきます。私の場合、表在性の早期がんでしたから、内視鏡切除できました。もし発見が遅れて、膀胱の筋肉の層にまでがん細胞が広がっていたとすると、全摘が必要となり、おなかに人工膀胱を作ることになっていたはずです。お正月は熱海で過ごすほど温泉が好きな私には、少しツライことになったでしょう。

がんは症状を出しにくい病気です。まして、早期では、ほとんどの場合、自覚症状はありません。膀胱がんも同様ですが、痛みを伴わない血尿が8割のケースで見られ、早期発見のサインとなります。しかし、私の場合、顕微鏡でわかるような血尿もありませんでした。

お酒好きの私は、自分で肝臓や膵臓の超音波検査を定期的にしています。そのついでに膀胱もチェックして、たまたま、早期の膀胱がんを自己診断したというわけです。もっとも、膀胱がんの発症原因でわかっているのは喫煙だけ。私が発症したのは、「運が悪かった」としか言えません。

発がんの原因で最も重要なのが、細胞増殖に関係する遺伝子の「偶発的損傷」です。がんは運に左右される病気と言ってもよいでしょう。ただ、禁煙、節酒、運動などを心がけることで、発がんリスクは大きく低下しますし、運悪くがんができても、早期発見で９割以上完治させることができます。


膀胱がんの内視鏡切除は２０１８年12月28日に東大病院で受けました。前日の勤務後に入院し、31日に退院しましたから、４泊入院で、１月４日からは通常の勤務でした。がんは早期に見つけることで、治癒率が高くなるだけでなく、仕事や生活に与える影響も少なくてすみます。

膀胱がんを早期に発見したことは「医者の役得」と言われそうですが、皆さんも、首や脇の下、足の付け根くらいは自分で触って、リンパ節の腫れなどがないか確認してほしいと思います。また、足の裏を含め、皮膚の様子も自分でチェックできるはずです。

とくに、女性の皆さんには、乳がんのセルフチェックをお勧めします。実際、乳がんが発見されるきっかけの半数近くがセルフチェックというデータもあります。

ただ、乳がんの「自己触診」は死語になりつつあります。自己触診という言葉は自分で行う「検診」という意味で使われ、異常を探したり、しこりを見つけたりすることに主眼が置かれます。しかし、実際には、専門医が行う触診でも乳がんを診断することは容易ではありません。国が定める乳がん検診の指針でも、2016年度に、触診は「推奨しない」と改訂されています。

また、実際に乳がんと告知されたとき、「なぜ見つけられなかったのか」などと自責の念を感じる人も少なくないようですし、自分で検査しているからと、マンモグラフィーによる検診を受けなくなることも危惧されます。

そうした懸念から、自己触診に代わって、「ブレスト・アウェアネス」という考え方が１９９０年代の英国で生まれ、世界に広がりつつあります。

ブレスト・アウェアネスとは「乳房を意識する生活習慣」のことです。具体的には、日ごろの生活の中で次の４つのポイントを心がけることが大切となります。

（1）自分の乳房の状態を知る（2）乳房の変化に気をつける（3）変化に気づいたらすぐ医師に相談する（4）40歳になったら2年に1回乳がん検診を受ける。

国の「がん予防重点健康教育及び検診実施のための指針」も２０２１年に改訂され、従来の「乳がんの自己触診の方法等」が「ブレスト・アウェアネス」に置き換わっています。

胃や大腸、肺などと違って、乳房は鏡で見たり、自分で触ったりできる臓器です。実際、江戸時代はがんといえば、乳がんを指していました。体内の臓器にできるがんは検査の方法がなかったからです。

シャワーや着替えの時などに、自分の乳房を見て、触って、感じてみることが大切です。「いつもと変わりがないかな」という軽い気持ちで取り組むとよいでしょう。

ブレスト・アウェアネスを含め、自分の体に関心を持つことががん予防の第一歩です。

検診にもデジタルクーポン

日本のがん検診受診率は先進国の中で最低ランクです。米国では、乳がん、子宮頸がんの検診受診率は8割を超えますが、日本では4割強と、半分程度です。

厚生労働省は、2009年度から、乳がんと子宮頸がんの検診を無料で受けられるクーポン券を届ける事業を行っています。私もクーポンに同封する「がん検診手帳」の作成を担当しました。2022年秋から、大腸がん、肺がん、胃がんを加えて5つのがん検診に拡大しました。

当初、乳がんのクーポンは40、45、50、55、60歳、子宮頸がんでは、20、

25、30、35、40歳の女性に配布されていました。ただ２０１４年度から事業が縮小され、乳がんは40歳、子宮頸がんは20歳の女性に限って配られています。２０２０年度のクーポンの利用率は、乳がんの26・４％に対し、子宮頸がんは８・７％にとどまっています。

この状況を受け、がん対策を推進する公益財団法人、日本対がん協会は、４月から、無料クーポン券をデジタル化し、スマホで入手できる新しい取り組みを始めました。

デジタル化には従来の紙のクーポンで必要だった印刷や発送のコストをカットできるだけでなく、送られたクーポンが実際に使われたかどうかがわかるという大きなメリットがあります。

クーポンを受け取ったのに受診予約をしていない人には、期限切れの１週間前をめどに、受診を勧めるメールを送る仕組みになっています。

デジタル化に踏み切った背景には、コロナ禍によるがん検診の受診者の大幅減もあります。同協会の全国の支部が実施した５つのがん検診（肺、胃、大腸、乳、子宮頸部）の受診者数は、コロナ禍前の2019年と比べ2020年は3割減と大きく落ち込み、2021年も1割減と回復していません。

現実に、早期がんを中心にがん患者の数が見かけ上減っており、進行がんが増えています。今後、がん死亡数の増加が不可避の状況です。

無料クーポンをきっかけに、定期的ながん検診の受診につなげる考えに賛同した企業などから、システム構築や受診費用の提供などの申し出があったといいます。

デジタルクーポン券は家族や友人にプレゼントすることもできます。

クーポンのデジタル化が、とくに若い世代のがん検診受診率アップの起爆剤になればと期待しています。

がんになりにくい眼や耳も忘れずに

昨年のこと、定期的な眼科検診で、網膜剥離と宣告を受けました。しかも、両眼です。自宅近くの眼科には、半年ごとに受診することにしており、今回も症状などほとんどありませんでした。担当医は網膜をくまなく観察すると、「網膜に穴があいています」とあっさり言いました。

網膜は、眼の奥（眼底）に広がる薄い膜状の組織で、眼球をカメラに例えると、フィルムのような役割を担っています。角膜から眼球内に入った光は、レンズの働きをする水晶体で屈折し、硝子体（透明なゼリー状の物質）を通り、網膜に投影されます。このとき、網膜が感じた光の刺激は視神経を通って、脳の視覚野に伝わります。

硝子体は、年齢とともに一部が液状化すると、眼球のなかで揺れ動くようになります。硝子体が網膜と癒着した部分がこの揺れによって引っ張られて、網膜が破れるのが「網膜裂孔」です。高齢者だけでなく、ボクサーなどが受ける激しい衝撃でも起こることがあります。

この裂け目から硝子体の水分が網膜の下に侵入すると網膜が剥がれていき、最悪の場合、失明につながります。

眼科医から放置はできないと言われ、その場で、レーザー治療を受けました。網膜にできた裂孔のまわりに、瞳孔からレーザーを照射する「光凝固治療」です。裂孔を取り囲むように、網膜とその下の組織を接着させ、網膜を剥がれにくくします。裂孔自体を治療するわけではなく、これ以上の剥離を防ぐ処置となります。

両目のレーザー照射は15分もかからず終了し、幸い術後の経過も悪くありません。ただ、自分で超音波検査をして膀胱がんを見つけたときより、強いショックを受けました。自分の健康に自信が持てなくなった感じです。

眼の病気には、私が患った網膜剥離の他、失明の原因トップの緑内障や加齢とともに進む白内障など、さまざまな種類がありますが、がんは例外的です。国内では年間約１００万人が新たにがんと診断されますが、眼と周囲のがんは３６０人程度にとどまります。

がんが少ないのは、耳も同様です。認知症の原因にもなる難聴の他、めまい、耳鳴りに悩む人は数知れませんが、耳のがんは非常にまれです。

眼や耳にがんができにくいのは、活発に分裂する細胞が少なく、遺伝子のコピーミスが起こりにくいからです。

がんができにくいかわりに、新陳代謝によって機能を維持することができない眼や耳は、大切に使っていくしか、長持ちさせる方法はありません。健康チェックの一項目に加えておくことをお勧めします。

猫に学ぶ生き方

私は大の猫好きです。それも、都会では絶滅が危惧される「野良猫派」です。

今、空前のネコブームです。ペットの数は猫が犬を逆転し、猫カフェも大人気。なぜこれほどの猫ブームが起きているのでしょうか。

都市化された現代社会において、猫は最も身近な「自然」であることがその理由ではないかと思っています。実際、都会の中を闊歩する猫は自然そのものです。

しかし、飼い猫の高齢化によって、がんが増えています。乳がん早期発見を啓発する「ピンクリボン運動」がありますが、猫の乳がんについても、「キャットリボン運動」が始まっています。

がんは細胞の老化といえる病気です。高齢化ががんを増やす最大の要因ですから、野良猫ががんになるのは珍しいことです。野生の環境では、猫が、がんになるまで長生きするのが難しいからです。

他方、ペットのがんは増えています。動物の放射線治療が大はやりですし、ペットのPET検査（陽電子の検出を利用した最新の画像検査）も行われています。人間と同じような「よい暮らし」をすれば、動物だって「がんになるまで長生きする」ということです。

動物園の動物たちも長生きしますが、ペットほどではありません。動物園は「自然を模した」場所だからです。がんの頻度は、高い順にペット、動物園、野生動物です。

猫は毎日、えさを食べて、少し動いて、それ以外はほとんど寝て過ごします。運動と睡眠はがん予防効果があることがわかっていますが、猫の生活習慣はがん予防にも有効かもしれません。

猫の生き方は、今、この瞬間を大切にする「マインドフルネス」そのものです。そして、猫は死に場所も自分で選ぶといわれています。人間はがんになると、あわてて死について考え始めますが、がんは死の準備ができる病気です。猫は天性の「死に方上手」だといえるでしょう。

病院嫌いのアナタに

東大医学部の学生のころ、養老孟司先生（東京大学名誉教授）から解剖学を学びました。出席などとらない時代、欠席も多かった不良学生の私も養老先生の講義は格別に面白く、欠かさず聴いたものでした。

その養老先生ですが、２０２０年６月、東大病院で私が診察し、緊急入院となりました。病名は心筋梗塞。東大病院に２週間入院されました。

実は、養老先生が「病院に行く」のは、一つの「事件」といえます。

病院に行くと、服薬や生活習慣の指導などで、医者から「管理」されるようになります。それを先生は「野良猫が家猫に変えられる」と表現しています。

それが嫌なのか、養老先生はこれまで医療とは距離をとり続け、がん検診すら一度も受けたことがありません。今回の入院では、心筋梗塞のカテーテル治療の他、白内障の手術まで受けられましたから、医療の恩恵を十分に享受されたことは間違いありません。しかし、その後も、「なるべく病院に行かない」という元の姿勢に戻っていきました（養老先生のお話は第3章で詳しくお伝えします）。

ただ、養老先生は昔からの習慣で毎日30分は歩いていたそうで、ご自分流の健康法を実践してきたと言うこともできそうです。また、医師の話を参考にして、16時間の絶食を試みられたりと、独自のアイデアで行動される意欲もお持ちです。

私は患者の命を守るのが仕事ですから、「病院に行かない」という考えを全面的に肯定することはできません。

猫に関しては「野良猫派」を自認する私ですが、病院嫌いなアナタも、ときどきは「家猫」になって検診を受けることをお勧めします。

医療とできるだけ距離をとりたい養老先生は、『患者よ、がんと闘うな』や『がん放置療法のすすめ』などのベストセラーを出し、２０２２年に急逝された近藤誠医師とも懇意でした。

がんによる死の最大の特徴は「死が予見される」こと。治らないとわかっても、年単位の猶予があり、比較的長い間、身体の機能は保たれ、最後の数週くらいで急速に悪化する経過をとります。つまり、痛みなどの症状をとって、うまくつきあえば、がんも「ピンピンコロリ型」の病気になるわけです。

近藤医師も「がんで死にたい」と思っていたはずです。しかし、養老先生も患った心筋梗塞で突然の死を迎えました。ギリギリのところで嫌いな病院に入院し、すっかり回復して虫採りや仕事に精を出す養老先生とは対照的です。

がんの場合、わずかでも症状が出たら、ほとんどの場合、進行がんか末期がんです。だからこそ、がん検診を受けて、無症状のうちに早期発見することが大切なのです。早期発見できれば、がんの95％近くは治ります。

養老先生のように、困ったときだけ医療の恩恵にあずかる「うまい」やり方は、万人にはお勧めできません。

「過剰診断」は避けながら、「長生き効果」がはっきりしている検査は受けておいた方が得だと思います。

第3章

養老孟司先生とともに

安田講堂での講演会から

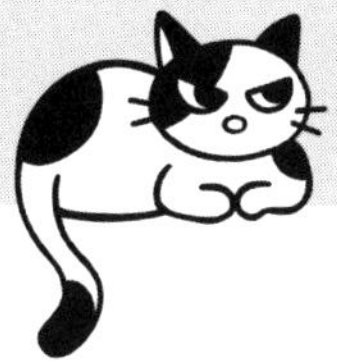

東大病院と大同生命保険は、２０２２年２月から、中小企業における「がんの意識と就労状況」に関する共同研究をスタートしました。

この研究は、「がんになっても安心して働ける中小企業の職場環境づくり」を目的としています。がんに関する様々なデータや事例の分析・検証に加え、セミナー等を通じて中小企業経営者に「がんのことを広く深く理解してもらう」ことも大きなミッションの一つです。

その取り組みの一環として、２０２２年７月５日、東大の安田講堂（下の写真）で、特別講演会を開催しました。安田講堂は、国指定の登録有形文化財で、１９２５年竣工のたいへん歴史ある建物です。１９６８年の東大紛争では学生と当局との激しい攻防戦の舞台にもなりました。

講演会では「働く世代のがんの早期発見と治療」を主なテーマとし、まず、私と南谷優成医師が講師を務めました。

そして、私の恩師であり、累計４５０万部を超える大ベストセラー『バカの壁』でも有名な養老孟司先生をお招きしました。

この章では養老先生がご自身の体験や医療についてお話になった内容と、演者３名のトークセッションをお届けします。

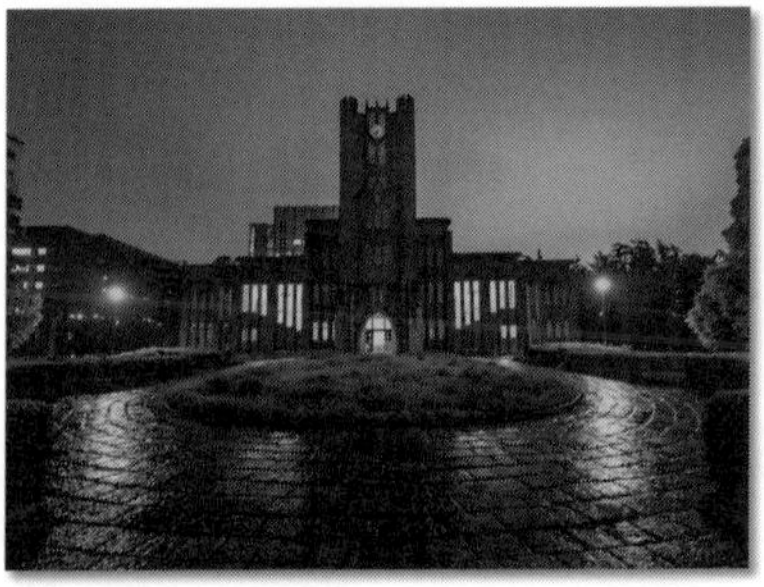

夜半の雨の安田講堂　提供：大同生命保険

養老孟司先生の特別講演

私は84歳になりますが、２０２０年6月に心筋梗塞で東大病院に入院しまして、丸２年をちょっと超えました（講演当時）。

もともと私は病院が嫌いで、行かないんです。がん検診にも行きません。皆さんの前でお話するには、あまりいい例ではないので、お話したくなかったのですけど。

ではどう思っているのかというと、もうなったらしようがないと思っています。

15キロ体重が減って、寝てばかり

２年前になぜ東大病院に来たかと言いますと、急激に体重が減って、しかも元気がない。寝てばかりいる。80歳を過ぎた年寄りですから、寝てばかりでも何の不思議もないかもしれません。ただ自覚的に本当にこれは何か具合が悪いと思っていました。

毎日体重を計っていたわけではないんですが、計ってみると15キロくらい、いつの間にか減っていました。

まわりの人にも、痩せたねと言われました。そのくらいの体重が減れば、普通に考えるとがんか何かではないかと。

そう思って、中川先生にお世話になりました。

病院に着いてから、血液を採ったり心電図をやったり、30分ぐらいでCT（コンピューター断層撮影）検査が終わって、中川先生の部屋に行ったら、いきなり診断がつきましたと言われました。「心筋梗塞です」。


これは本当に寝耳に水でした。心筋梗塞になんかなるつもりは全然なかったので。

心筋梗塞にははっきりした特徴がある、俺はこんなじゃないから違う、と勝手に決めていました。自分が心筋梗塞になるはずがないとどこかで思っていたので、言われて驚きました。

そのまま集中治療室に入って、救急医療の形でステントを入れてもらいました。もうちょっとで冠動脈の太いところが詰まる予定だったそうで。幸い、いちばん細いところが詰まったので、心筋梗塞がはっきりわかったわけです。そういうことで、まあ運が良かったと思いました。

子ども時代の病院体験

東大病院には、実は小学校1年生の時に入院した経験があります。戦争中のことです。昭和20年（1945年）、神田で空襲がありました。病室のガラスがビリビリ揺れて、患者さんが今の東大病院の建物の正面に集まって、地下に避難したのを覚えています。

あんな時代にお腹の手術を受けてよく生きてたもんだと思うんです。こういうのは運と言うか何と言うか。

なぜ東大病院に入院することになったかというと、2歳のときに鼠径ヘルニアになったのが始まりです。太腿の付け根の部分から腸が出てきて、その出口が小さいと腸が出たまま引っ込まなくなる。そうすると出てきた部分の腸が血行不良で死んでしまいます。それが起こって外来で大急ぎで手術をしてくださったんです。

命拾いしたわけですが、手術の傷を縫った糸にばい菌が付いて、5、6年後に膿瘍になり、今度はそれを東大病院で手術してもらうことになりました。

当時の手術は今みたいに立派な部屋でやるのではなくて、六角形だが八角形の奇妙な建物の中の階段教室の真ん中に手術台があって、学生さんが周囲から見学している。そこで先生が手術するんです。

子どもですからギャーギャー言っていたらしくて、当時のエーテル麻酔では軽すぎて、執刀の先生が「クロロホルム、クロロホルム」と言っていたのを今でも覚えています。

後に薬理学を勉強した時、クロロホルムの麻酔薬で千人に1人ぐらい死ぬと書いてあったんで、私はやっぱり運がいいなと思いました。

無事にその手術も済み、それで終わりかというと、そうはいかなかった。

膿瘍を起こしたブドウ状球菌（スタフィロコッカス）の激しいアレルギーになり、朝起きると目やにで目が開かない状態になりました。ブドウ状球菌はそこらじゅうにいますから、子どもが汚い手で目を触るとすぐ感染するわけです。

眼科の先生に診てもらったところ、放っておくとまつ毛は全部なくなると言われて、母が心配しまして、今で言う脱感作療法をやったんですね。ブドウ状球菌の抗原を持ってきて注射してだんだんアレルギーを軽くしていく。

それを作っているのは当時の伝染病研究所、今の東大医科学研究所（東京・白金）でした。抗原が一日しか持たないというので、看護婦さんが毎日それを伝染病研究所に取りに行って、母が私に注射してくれました。

それも無事に治り、まあずいぶん当時としてはモダンな医療を受けたもんだなと思ってます。

だから実は、この東京大学医学部には本当にお世話になってまして、足を向けて寝られないはずなんです。

けれども、こんなに来たくない所もないいんですね。ここで一応医者の修行はしたんですが、お医者さんになる気はありませんでした。医療っていうのは、ありがたい面と実に嫌な面とありまして、患者さんを診るのは私は非常に苦手でした。

命を真面目に考えると…

インターンだった当時、担ぎ込まれた人がいました。実はトラックに飛び込んだ人でした。病院に着いた時はすでに心肺停止で出血多量。先輩のお医者さんがお腹を切って、どこから出血しているか調べて、そこを塞ぐ手術を手伝ったんです。6時間頑張りました。

どこが問題かわかって、そこをきれいに縫合した段階で患者さんは亡くなりました。どうにもしようがない。こういうことが医者になると多いんだろうなと思いました。

当時は今よりもずっと乱暴な医療でしたから、その後もいろんなことで亡くなる患者さんはしょっちゅう見ていました。いちばん嫌だったのは自分の診た患者さんが亡くなること。言ってみれば、こちらが人殺しです。

多くの方があまりそういうことをお考えにならないと思いますが、医療でも何でも、被害者のことは非常に大きく報道されますが、加害者の気持ちは報道されない。

これは、死刑というものを考えればわかります。死刑を実行する人がどういう気持ちだろうと、私はよく思ったんです、若いときから。死刑そのものに反対するというよりも、誰かが人を殺すということをしなきゃならない、その人の気持ちを考えると、そういうことはやらせない方がいいんじゃないか、と思うわけです。

自分の手で人を殺す、それこそ医者が間違えて患者さんを殺してしまったら、間違えたんだから仕方がないと自分に言い聞かせて済むかというと、済まないです。

人の命というのを真面目に考えると、私はそういうことが非常に嫌で、臨床で患者さんを診るのは嫌になってしまいました。

命をどう思うかというのは、人によって非常に違うと思います。

私は死なれるのが本当に嫌で、自分で虫を殺すのも本当は嫌なんです。ですから、鎌倉の建長寺というところに「虫塚」というのを作りまして、6月4日を勝手に「虫の日」と登録して、お坊さんにお願いして虫の供養をやっています。私も長年、虫を殺しているので。

塚というと、普通は石の塔のようなものを建てますが、日本は面白い国で、長い間世話になった筆をそこに収める筆塚を作ったりします。他の国の人に言ってもおそらく通じないでしょう。

高校の後輩に隈研吾という建築家がいます。虫塚を作ってくれと頼んだところ、なんか変な虫塚を作ってくれました（左ページの写真）。ジャングルジムみたいな格好をしていて、子どもが乗っかって遊んでいます。それはそれでいいのですが。

虫供養をやることで、命を大事にしている、とは思ってないんです。自分で勝手に考えてやっています。

東大医学部で、年に一度、谷中の天王寺で解剖体の慰霊祭を行っています。病院では病理解剖もあるし、法医の解剖もあります。亡くなった人を解剖するのは医学部ではごく普通のことです。解剖があれば、解剖される人は必ずいるわけです。

では、何でそういうときに慰霊祭をするか。

私が解剖を長年やっておりまして、結局亡くなった方にある意味で危害を加えているわけです。病気を治すわけではなく、メスを入れてバラバラにしていますから。

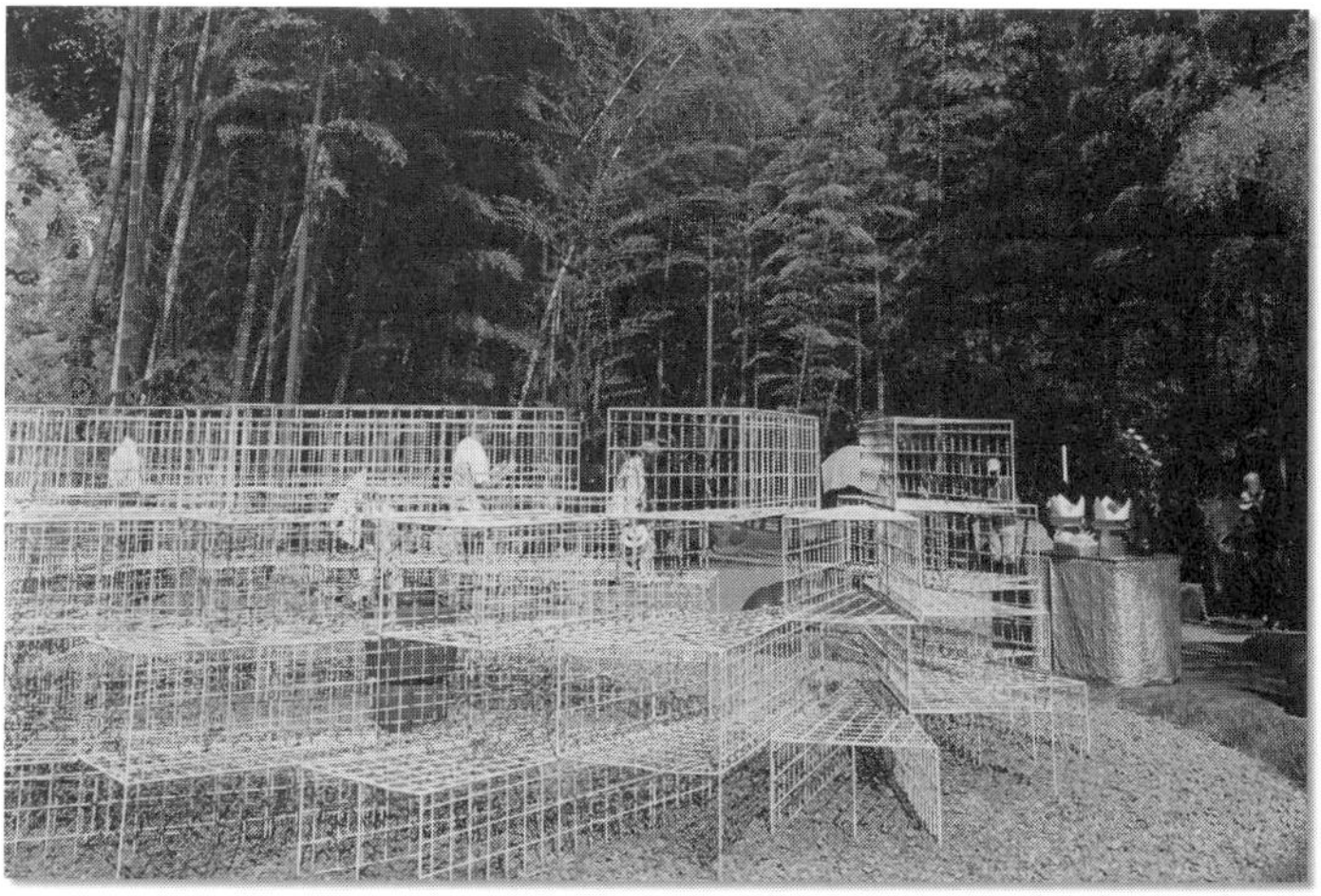

鎌倉・建長寺の「虫塚」。2018年6月4日の「虫供養」の様子　提供：養老研究所

その気持ちがどうしてもこちらに残ります。そういう、あんまり良くないことをしてますよ、という気持ちがあって慰霊祭をやるんです。わかりやすく言うと加害者です。解剖されている人を被害者とすると、こちらが加害者。加害者の気持ちを和らげるといいますか。

歳をとってわかること

物事のバランスっていうのは相当難しいです。特にこういう気持ちのバランスですね。

医者というのは、知らず知らずかもしれませんが、患者さんに危害を加える可能性が必ずあるんです。私みたいにそれは嫌だっていう人間ばっかりだと、医者がいなくなっちゃいますから。そうではなくて、それは仕方がないと、どこかで吹っ切ってやっているわけです。ただ同じ人間ですから。

先ほど（南谷医師の講演の）過剰医療という言葉で私は思ったんですが、何が過剰で何が適当かというと、世界に共通した横並びの基準があるわけじゃない。歳をとるとそういうことがだんだんわかってくるような気がします。

私の場合には自分の中で適当にそれを塩梅していています。昆虫を何万匹殺したか知りませんけれど、皆さん全く自分が殺してるって意識ないでしょう。それでも車で高速を走ったら、ウィンドウスクリーンに虫が潰れています。そういうのを計算するマメな人がいて、車1台が廃車になるまでに、何千万匹の虫が殺されるかっていうのを計算した人がいます。

ですから生命尊重とかいろいろ言いますが、私は聞きません。どこまで本気かといつも思っています。それを非難しようとかなんとかじゃなくて、結構そういうことはちゃんと考えると面倒くさいものだ、ということを申し上げたかっただけです。

中川　養老先生は私の恩師で、解剖学の授業を受けました。それから解剖実習もそうです。

養老先生からは、患者さんの相談を振られることがあって、簡単なケースから難しいケースまでいろいろ。難しいケースは本当に難しいんです。

ただ、ご自身のご相談を受けたことはありませんでした。2020年6月12日が最初です。

コロナのせいか元気がなく、ほとんど病気状態。自覚症状などは特にないということで、奥様に検査をするように催促されているという内容でした。養老先生がご自身のことを相談されるのは初めてだったので、結構重大なんだろうなと思いました。

当時、月刊「新潮」で「コロナの認識論」という連載を養老先生がされておられて。6月4日の虫の日に先ほどお話のあった虫塚法要をなんとか終えたもののなんだか体調が悪いと。

で、大っ嫌いな病院に行こうと決断したということですが、大っ嫌いなんですよね。養老先生、病院のどこが大嫌いなんですかね。

養老　やっぱり子どもの頃からいじめられてるというか、助けてもらったのは結果であって、その間のいろんな記憶がありますから。最初に入院したときは、血液型を調べるのでも耳から血を採るんですよね。戦争中ですから、切ってるメスが錆びてて痛いんですよ、これが。

中川　つまり病院というのは嫌なところであるんですね。

あるいは過剰診断？

中川　私も膀胱がんをやりまして。自分で見つけたんです。これは南谷医師に言わせると過剰診断ではないかと。国が定める検査以外、しかも自分でやるなどというのは言語道断であるというふうに思われるかもしれません。

全く症状はありませんでした。たまたま検査したら見つかっちゃったということで、元気なのですが、内視鏡手術をすることになって、今度は本当に辛い思いをしました。

本人は元気なのに、病気が見つかって入院して、痛みに苦しむ。そういう経験をしたので、養老先生の気持ちはわからないではないです。（南谷医師に向かって）この行為について何か意見はありますか？

南谷　すごく難しい質問です。結果的には見つかって治療したのでよかったとも言えますし、もしかしたらほっといてもよかったかもしれない。かわりにすごく苦しんだことも仰っていたので、これはなかなか難しいですね。正解は神のみぞ知るという言い方になっちゃいます。

中川　冷たい部下ですよね（笑）。病理検査では、私の膀胱がんは悪化しやすいハイグレードながんとありました。

だからと言って、私がこのがんで死ぬかどうかは別です。過剰診断の可能性もあります。放置したら、どうなったかはわかない。私の場合、これはやっぱり取るしかないと思いました。

まだやりたいことがあった

中川　養老先生が病院に行こうと決断されたということで、野良猫から家猫に変化させられると。これは先生がお書きになった本にありますが、絶妙な表現ですね。

結局、心電図をやって心筋梗塞ということがわかりました。さらに後の検査で、心臓の末梢の部分が詰まっていることがわかりました。冠動脈が左と右に分かれていて、この左のかなり末梢の部分が詰まっていて、ここで限局的な心筋梗塞が起こっていました。

もう一つ、左冠動脈主管部に狭窄が見つかりました。左冠動脈は、心臓を養ういちばん重要な血管で、さらに2つに分かれています。前下行枝と回旋枝です。この分かれる根元のところが結構詰まっていましたが、心筋梗塞に至っていませんでした。ここで詰まったら本当に命にかかわってしまいます。

末梢部分の心筋梗塞の診断をつけたことによって、心臓の血管の撮影をし、詰まっていることがわかって、ここにステントを入れました。網みたいなものです。これを入れて事なきを得たという、そんな感じでありました。

養老　どうもいろいろありがとうございました。

中川　いえいえ、医者のやるべきことを行っただけでございます。ちなみにですが、養老先生はご承知のようにスモーカーです。ヘビーかどうかは触れませんけど。実は、かなり肺気腫が進んでました。

東大病院に今回（２０２０年）の前に来られたのは１９９４年です。レントゲンに影があり、このときにＣＴを撮られたということでした。これは養老先生の人生では大きなインパクトがあったようですね。

養老　肺がんの疑いと言われて、あの段階で肺がんだと、だんだん悪くなって生きているのが非常に不自由になるだろうと考えました。当時は50代の後半で、まだやりたいことがいっぱいあると思っていました。肺がんだったら、こんな仕事やってられないと思ったんですね。

以前から、55歳ぐらいになったら大学を辞めようと思っていましたが、自分だけで決めるわけにいかない。学生さんもいるし、周りにいろんな同僚もいますから。お前に勝手に辞められては困るっていうのは普通の組織の考え方です。暗黙のうちに、こちらがいるのを当てにしている人もいるだろうし、そういうことを全部計算することはできませんから。

肺がんの疑いと言われましたが、それ以後、何ともなかったためにここまで生き延びています。大学は定年前に辞めましたけれど、では、残りの30年を有効に使ったかというと、そうも思えません。

中川　肺の影は２０２０年には消えていて、その代わり、ずいぶんと肺は傷みましたね。かといって生活に不自由はない、オッケーですものね。

ちなみに皆さん、養老先生はがん検診を頭から否定されていますが、それは養老先生が84歳だからで、69歳以下の方に関しては、国が定めるがん検診をやっていただくというのがお勧めでございます。

人間はそんなに論理的ではない

中川　結局、養老先生は無痛性の心筋梗塞で、何も痛みが出なかったんです。これは、あまりにも糖尿病が悪かったからです。糖尿病が悪いと神経が傷むので、痛みを感じません。ただそうは言っても、やはり体の声を聞いて、あれほど嫌だと言われる病院に来られたということです。

左冠動脈の主管部に狭窄があってステントを入れました。

白内障の手術もされました。それからピロリ菌がある、でも除菌はしない。大腸ポリープもある、これも放置をするということで、この辺りは腹が据わってるな、と感じました。ご年齢もあると思います。

（養老先生とともに過ごした猫の「まる」の写真を見ながら）まるは、2020年12月21日に18歳で亡くなったということですが。この写真を見ると、結構、前足とか太いでしょう。人間だったら足がむくむ、というものですね。猫は足が4本あるので前足もむくむんです。重力が均等にかかりますのでね。

養老 もともと太いんですよ。

中川 もともと太いんですか。それはそうですが、けっこう浮腫があると思います。

養老 はい、わかります。特に右側が太くなっていました。

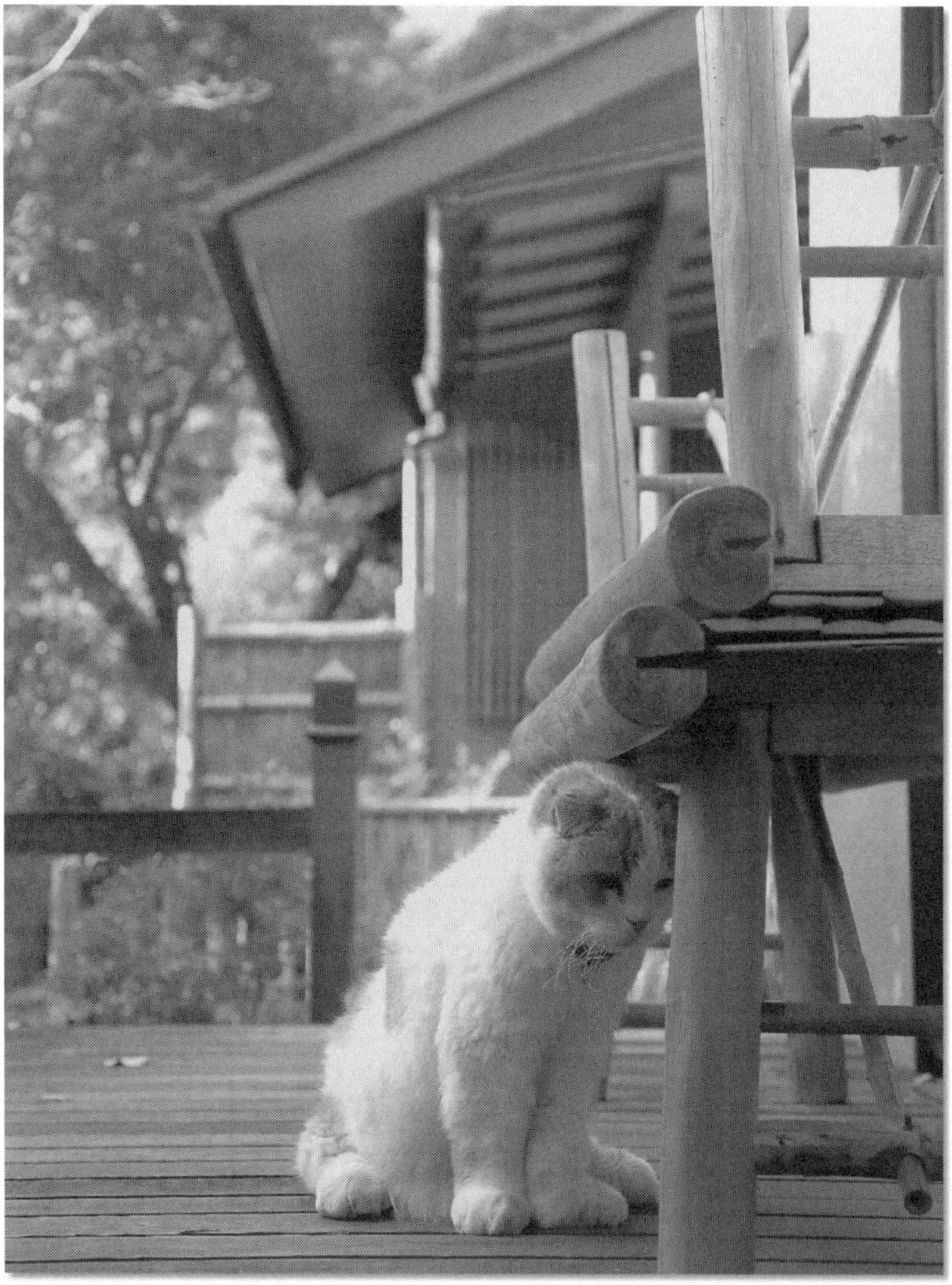

養老先生と18年をともに過ごした猫のまる　撮影：渡辺七奈

中川　ああ、そうですね。病院が嫌いな養老先生は、この猫の胸水を2日に一度抜いておられました。26年間、病院に行かない飼い主さんが、猫には2日に1回、胸水穿刺をしていた。ちょっと何かちぐはぐな感じが……。この辺りはどのような感じでございましたか。

養老　人間ってそんなに論理的じゃないと。

中川　それはまったくその通りです。

養老　今の人は本当にそういうところがきちんとしています。南谷先生くらいの年齢の方から、今よりもっとはるかに論理的な世界になっていくんじゃないかと思って心配です。私はもうそんなに長く生きるつもりはないので安心ですけど。

中川　南谷くんは本当に見事に論理の世界からはみ出ないようにしていて。それはそれで良いと思いますよ、だんだんとはみ出ますから。最初から、はみ出ているというのも困ると思うんですね。

　というわけで、猫の水は2日に1度抜く。しかし養老先生は結局、去年1回も東大病院に来られませんでした。

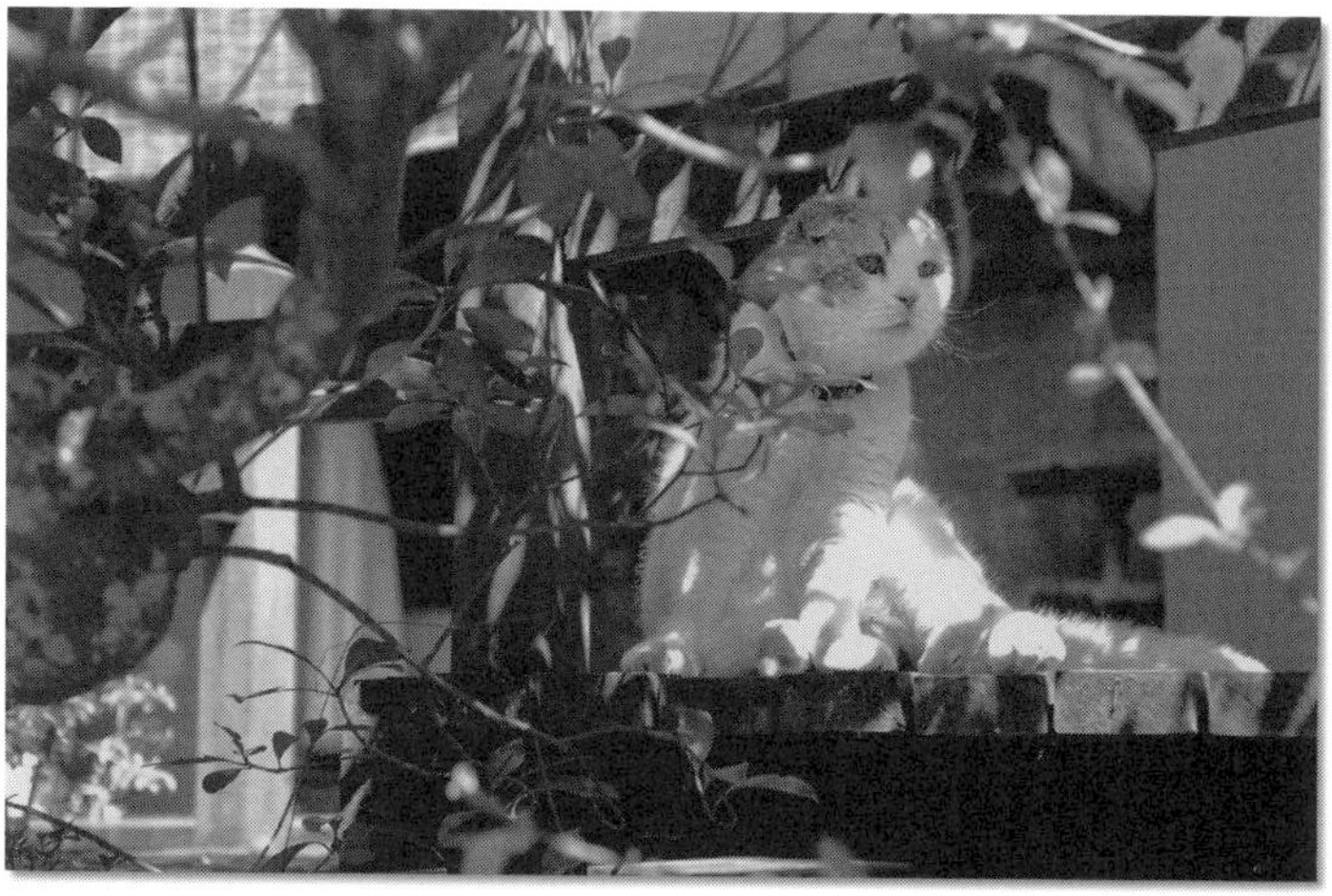

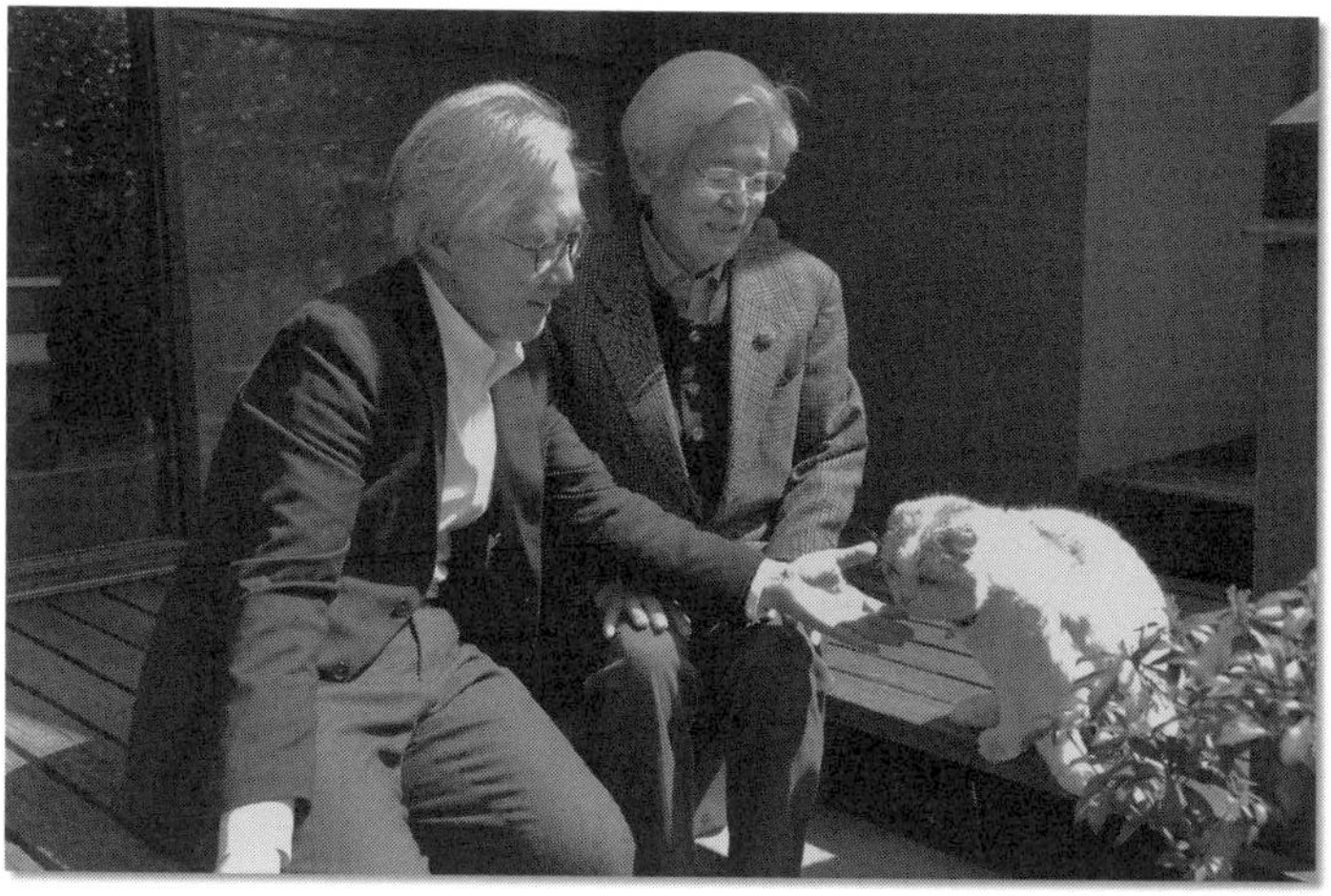

いつもマイペースのまる　　撮影：渡辺七奈

養老　いやそれはコロナのせいですよ。

中川　そういうところもあるのでしょうが。でも普通の患者さんは、きちんと来られていましたから。まあだんだんとまた元の距離感に戻っていかれたということだと思います。

突き詰めることは善なのか

養老　私が今、いちばん心配してるのは２０３８年の南海トラフの地震なんです。２０３８年と言われたのは元京都大学総長の尾池和夫先生です。尾池先生の話をセミナーで何度か伺ったのですが、非常にはっきり２０３８年説をとっておられて、その年に私は１０１歳になっているはずですから。まあ多分問題なくいなくなっていると思いますけど。

中川　わからないですよ。

養老　そうなんですよ。実は尾池先生が京都大学の総長をお辞めになってから、静岡県立大学の学長になられています。多分、富士山の噴火が見たいんじゃないかなって、言ってるんですけどね。学者の先生方はそういうところがありましたから。

中川　先のことがわかっていると良いんですけどね。医療の問題も同じで、このまま放っておいて、この先どうなるかっていうことを観察しにくいというところがあります。それができれば、また話は変わりますが。養老先生は、それに近いことを実践されてきた気がしますね。

養老先生の別荘には「馬鹿の壁」っていうのがあるんです。馬と鹿。バカの壁。これ結構素敵ですよね。もともと、この絵を書くつもりでこの壁を設計されたんですか？

養老　いえいえ全然。ここが白いままだったんで、南伸坊さんが、なんか描きたくなっちゃったんじゃないかと。

中川　そうなんですか、描いちゃったってことなんですね。

養老先生のおかげで好評をいただいた共著（『養老先生、病院へ行く』、エクスナレッジ）を紹介させてください。一度、養老先生が私の母にお会いいただいたことがあります。すごく辛口な女でして。私が書く本は、面白くない、ワンパターンだって言われることが多いですが、その母が、「この本は面白いわね」って。初めて言われました。

さて、南谷くん、大先輩の養老先生に聞きたいことはありますか。

南谷　養老先生のお話を伺っていて、さまざまな物事をいろんな側面から見ることに長けていらっしゃると僕なりに考えながら聞いてました。

それを受けて、僕の過剰診断の話を聞いてどう思われたのかなと。過剰診断は最近少し話題になってきたような話で、おそらく20年前や30年前は、まだ取り上げるような段階ではなかった話だと思うのですが。

養老　結構面白いテーマだなと思って伺っていました。ほどほどとか、適当なバランスということをよく言うんですけど、あるいは常識とか。

若い方がそういうテーマを考えることは、非常に良い事で、先に希望があるような気がします。だいたい若いときには極端な方向を考えて、そっちへ行くのが世の中でしたから。いわゆる進歩ですね。特に科学の世界はそうだったから。

つまり両極で成り立つことは、真ん中では証明の必要がないほど成り立つ。

今そういう問題はほとんど全部片付いてきていて、実際に物事を進めるときに非常に厄介ですよね。

どこが適当かっていうのが意外にわからない。ウクライナの戦争をどこでやめたらいいのか誰もわからないんじゃないですかね。条件をきちんと考えれば考えるほど、落としどころがわからなくなってくる。

だから、ややこしい事を始めるときは、落としどころを予め考えておいて、やり始めないと本当に面倒なことになる。ウクライナの

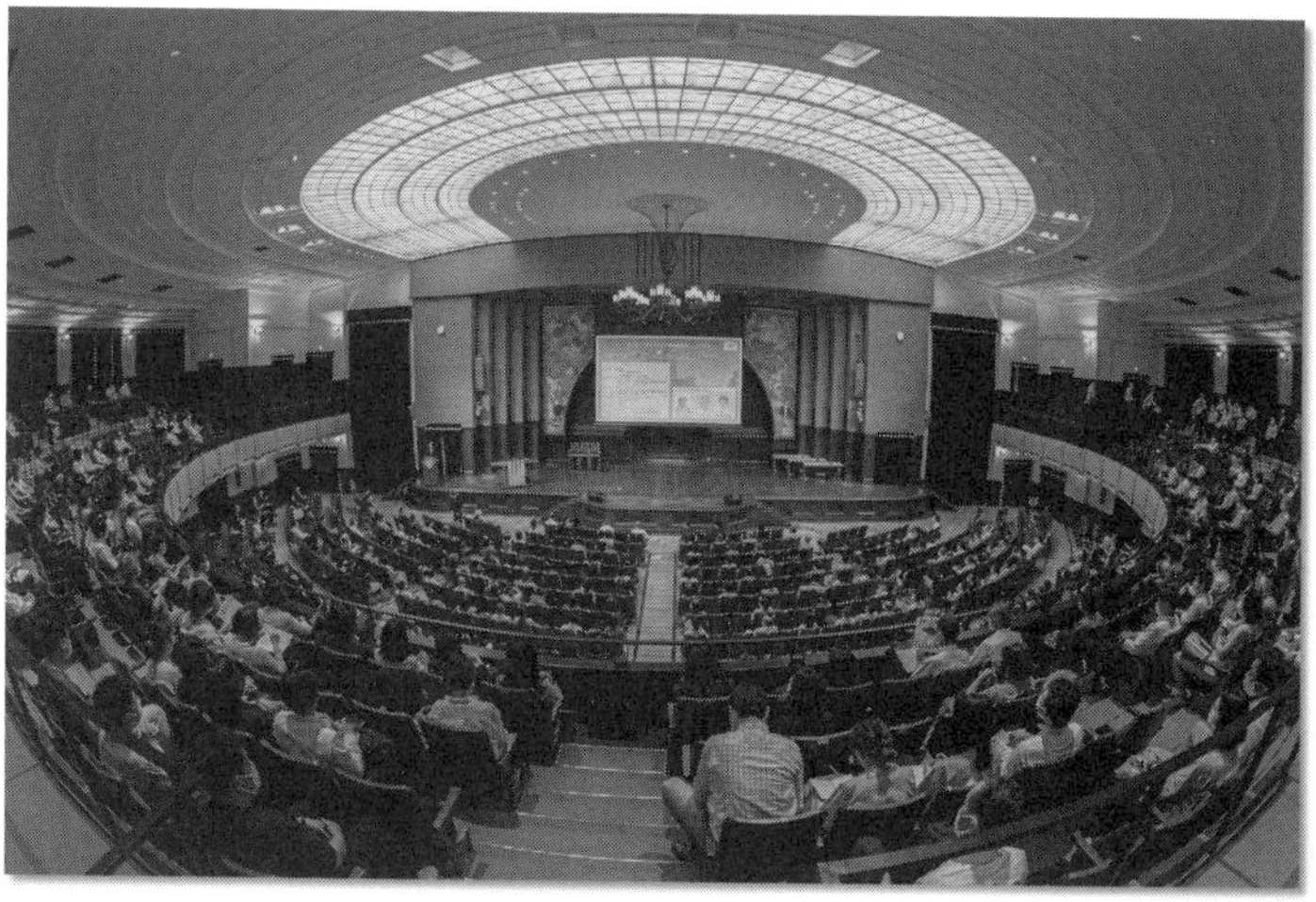

トークセッションの様子　提供：大同生命保険

戦争がどこで終わるつもりで始めたのかというのは、私はプーチンに聞いてみたいですね。それとも、やめようと思っても勢いでやめられなくなっちゃったか。日本の戦争みたいに。本当に適当にっていうのは難しいと思います。

中川　医療を突き詰めていくことが善なのか。過剰診断というのは、むしろほどほどのところで止めておくっていうことが最適である、ということなんです。逆に、過剰診断しないとなれば、少なくとも、すべてのがんを見つけるなんてことはできないわけです。で、そのことは実は仕方がないことで、運命として甘受しなきゃいけないところもあるんだと思います。

なかなかこの辺は難しいところで、医療というのは人生観・死生観的なところがかなり大きいという気がしますね。

第4章

ヘルスリテラシーを高めよう

がんを避けるために・がんになったら

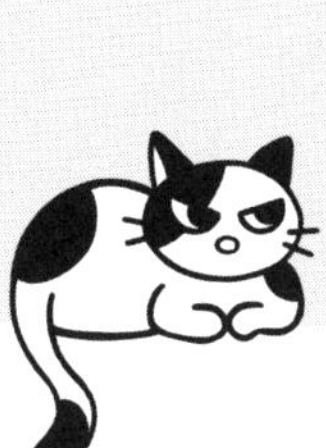

生活習慣の「最適化」を図る

感染症の予防や生活習慣の改善によって、日本の男性のがんの53％、女性のがんの28％は予防することができるとされています。

とくに、「禁煙」「節酒」「食生活」「身体活動」「適正体重の維持」の5つの生活習慣が大切です。

この5つの健康習慣をすべて守っている人は、まったく守っていない、あるいは1つしか守っていない人に比べ、男性で43％、女性で37％、がんになるリスクが低くなることもわかっています。

生活習慣のなかで、なんといっても大事なのが禁煙です。男性の発がん要因の3割近くがたばこによるものです。

喫煙によって、食道がん、肺がん、胃がん、膵臓がん、子宮頸がん、肝臓がん、頭頸部がん（咽頭がん、喉頭がんなど）、膀胱がん、大腸がんのリスクが「確実に」増えます。一部の白血病も「ほぼ確実に」増やし、乳がんでもリスクを高める「可能性あり」です。なお、受動喫煙も肺がんを「確実に」増やし、乳がんでも「可能性あり」です。

新型コロナの流行による在宅勤務などによって、喫煙者の18％で喫煙量が増加し、非喫煙者で喫煙者と同居する人のうち、34％で受動喫煙の量が増えたという調査結果も出ています。

たばこはほとんどすべてのがんを増やし、周囲にも悪影響をもたらす最悪の生活習慣といえるでしょう。

喫煙の次に問題なのが、飲酒です。お酒は、肺がんや胃がんについては「データ不十分」ですが、肝臓がん、大腸がん、食道がんを「確実に」増やし、乳がんでも「可能性あり」です。

お酒は、たばこと異なり、遺伝的な体質によって、がんのリスクが違ってきます。

アルコールで顔が赤くならない人も多量の飲酒を続けると、飲まない人に比べて、食道がんの危険は8倍になります。赤くなる人では、50倍に高まりますから要注意です。

お酒が好きな私も気になる食道がんですが、熱い飲み物や食べ物で「ほぼ確実に」増え、野菜や果物を食べることで「ほぼ確実に」減ります。

肥満は、肝臓がんや閉経後の乳がんを「確実に」、大腸がんを「ほぼ確実に」増やします。膵臓がん、子宮体がんでも「可能性あり」です。

食生活に関しては、糖尿病は肝臓がんや膵臓がんを、塩分は胃がんを「ほぼ確実に」増やします。一方、運動は大腸がんを、コーヒーは肝臓がんを「ほぼ確実に」減らします。

自身の価値観とも照らし合わせ、生活習慣の「最適化」を図ることが大切です。

住民がん検診が早期発見の第一歩

わが国の国民皆保険制度では、疑いを含め病気と診断されない限り、保険を使うことはできません。人間ドックの支払いで自己負担が増えるのは、病気が見つかる前の検査だからです。

市区町村が健康増進法に基づいて実施する住民がん検診でも同様で、保険証は使えません。しかし、ほとんどの自治体では、がん検診の費用の多くを公費で負担しており、わずかな自己負担で検査を受けることができます。

私が住む東京都千代田区では、国が定めるがん検診（胃がん、肺がん、大腸がん、乳がん、子宮頸がん）はすべて自己負担がありません。

ほかの自治体でも負担額は多くありません。たとえば、大阪市や京都市でも、肺がん検診は無料、大腸がん検診は３００円で受けられます。全国で唯一の財政再生団体である夕張市でも大腸がん検診は６００円、肺がん検診は７００円です。

がん検診には、一次検診と一次検診で陽性となった人が受ける二次検診（精密検査）があります。

日本人のがんで最も多い大腸がんの検診の場合、一次検診は便潜血検査で、精密検査は大腸内視鏡検査です。一次検診を千人が受けたとすると、ほとんどの人は陰性で、約60人だけが要精密検査となります。そのうち、精密検査で最終的に大腸がんと診断されるのは2人です。要精密検査と言われてもあまり心配する必要はありませんし、がんを早期に発見できるチャンスととらえるべきでしょう。

がん検診で見つかるがんの多くは早期で、たとえば、ステージ1の大腸がんの5年生存率は99％に上ります。

なお、がん検診での精密検査は、がんの疑いがあるため、原則、保険が利きます。

第1章でもお話ししましたが、一次検査で陽性になっても精密検査を受けない人が多いのが大問題です。

住民検診での精密検査の受診率は乳がん検診で約9割、肺がん検診、胃がん検診で8割強ですが、大腸がん検診では約7割にとどまります。

職域がん検診ではさらに深刻です。主に大企業の社員や家族が加入する健康保険組合を対象にした実態調査の結果では、精密検査受診率は乳がん、子宮頸がんで6割を超えるものの、肺がん、大腸がん、胃がんでは45％程度です。

アフラック生命保険では、がん検診で要精密検査の判定を受けた後、実際に精密検査を受けた場合に給付金（２万円、最大20回）を支払う新しい保険を販売しています。個人での加入の他、会社での精密検査受診率の向上を後押ししたいという思いで、この保険を開発したとのことです。

また、明治安田生命保険は、乳がんと子宮頸がんの検診を受診して異常がなかった場合、２万円の給付金を支払う新たな保険商品を発売しました。がん検診の受診を後押しするとともに、女性の健康増進を応援したい考えです。

「万が一、病気になったときの備え」という従来の保険の概念にとらわれず、がんの早期発見を後押しする新タイプの保障と言えるでしょう。

増殖過程で「個性」を持つがん

がんは、できる臓器ごとに転移しやすい場所が決まっており、乳がんや前立腺がんでは骨に、大腸がんや胃がんでは肝臓に、最も多く転移します。

たとえば、肝臓に転移した大腸がんを「肝がん」と呼ぶことはありますが、肝臓に発生する「原発性肝がん」とは全く性質が違います。元の大腸がんの性質をそのまま持ち続けており、正しくは「転移性肝がん」と呼ぶべきです。

これは、日本人が外国に移住して国籍が変わっても、肌や眼の色が変わらないのと同じです。大腸がんが肝臓に転移しようが、肺に転移しようが、それらの細胞はすべて同じ性質を持ち続けているのです。

しかし、増殖の過程で、がん細胞は個性を持つようになります。がんの進行にともなって、ＤＮＡに突然変異が積み重なっていくため、遺伝子に多様性が生まれ、細胞の性質にも違いが出てくるからです。そして、この多様性をもとにして、がんは「進化」を始めます。

抗がん剤や放射線治療を受けたあとにがんが再発すると、同じ治療が効きにくくなることがあります。もともと同じ遺伝子を持っていたがん細胞が遺伝子変異によって個性を獲得し、がん治療の抵抗性を持ったがん細胞だけが生き残るためです。

がんが数センチになるのに10年〜30年といった年月がかかります。その間に遺伝子に変異が蓄積していき、がんは多様性を身につけていきます。サッカーで言えば、時間経過とともに、個性派揃いのサブのメンバーが増えるようなものです。

がん細胞に多様性が拡大して、手ごわいメンバーが揃う前に、試合を決めてしまうのがベストです。

膵臓がんが急増、背景に糖尿病

全国のがん専門医療機関32施設が加盟する「全国がんセンター協議会」によると、２０１３年にがんと診断された人全体の「5年相対生存率」は69・2％でした。

相対生存率は、あるがんと診断された人のうち5年後に生存している人の割合が、日本人全体で5年後に生存している人の割合に比べてどのくらい低いかを示します。がん以外の死亡の影響を除外できます。臓器別では、前立腺がんでは１００％。甲状腺がんは95・４％、乳がんでも93・５％と、９割を超えました。

一方、膵臓がんの5年生存率は12・2％と最も難治性でした。胆道がん（肝臓から十二指腸までの胆汁の通り道の胆道にできるがんの総称）も28・3％と主要ながんのなかでは、膵臓がんに次いで低くなっています。

さらに、2つのがんの10年相対生存率はそれぞれ、6・8％、19・1％と、5年生存率からさらに低くなります。

とくに、膵臓がんは近年増加傾向にあり、毎年3万人以上の方が亡くなっています。死亡数はこの50年で約9倍に増加しています。


膵臓がん急増の背景には、高齢化の他、糖尿病の増加も関係していると思います。糖尿病になるとがん全体のリスクは2割も高まります。とくに、膵臓がんの場合は、影響が大きく、発症リスクは約2倍に跳ね上がります。

国内の糖尿病の有病者と予備軍は、いずれも約1000万人と膨大です。95％以上が、遺伝的な要因を持つ人に、肥満や運動不足、ストレスなどが加わることで発症する「2型糖尿病」です。このタイプは血糖値を下げるインスリンの分泌不良、あるいは、その効果が出にくくなる「インスリン抵抗性」が原因です。

インスリンには、がん細胞の増殖を促す作用があるため、インスリン抵抗性によって「高インスリン血症」が進むとがんのリスクが高くなると考えられます。糖尿病の他、喫煙、大量飲酒、家族歴、慢性膵炎、膵のう胞なども膵臓がんのリスクを高めます。

膵臓がんの5年生存率が1割程度なのは、早期発見が難しく、進行が早いという特徴によります。年1回の検診では間に合わないこともあります。大量飲酒でリスクが高い私は年に2回は超音波検査を受けるようにしています。

直腸がん治療、生活の質も考慮

直腸と結腸（盲腸、上行結腸、横行結腸、下行結腸、S状結腸）からなる大腸のがんは、日本人に最も多いがんです。1年間に大腸がんで亡くなる人の数は、日本が米国を上回っており、早期発見の遅れが問題です。

日本人の大腸がんの約7割がS状結腸と直腸に発生していますが、直腸がんを治療する上で重要なのは、肛門との距離です。

結腸がんの手術では、がんから上下10センチほどのところで腸を切り離し、つなぎ合わせます。しかし、直腸がんが肛門の近くにできた場合、上側を切り離せても、すぐ下が肛門ですから、下側の「のりしろ」が足りません。このため、肛門を含めてがんを切り取る必要が出てきます。この際には、人工肛門を付けることになります。また、性機能や排尿に関係する神経が切れてしまうこともあり、後遺症も少なくありません。

直腸は直腸S状部、上部直腸、下部直腸に分かれます。がん研有明病院で2005～11年に直腸がんの手術を受けた約1000人の患者の永久的な人工肛門の造設頻度は順に0％、5％、23％でした。

自分の意思で排便できなくなると、生活の質にも大きな影響を与えますから、肛門を温存する治療法も開発されています。

自動吻合など、手術技術の進歩によって、肛門のすぐ近くにできたがんでも、早期であれば肛門括約筋の一部を残すことで排便機能を保つことが可能となってきました。

　東大病院では、肛門に近い進行直腸がんに対して、手術に先だって「術前照射」を行っています。手術が困難なほど進行した直腸がんが切除可能となることがある他、がん病巣が縮小することで、肛門側ののりしろが増え、人工肛門が回避できるチャンスが広がります。

　がん治療は日々、進化し続けています。

40歳未満ではがん患者の8割が女性

　日本人男性の３人に２人、女性の２人に１人が、生涯になんらかのがんに罹患します。男性は女性に比べて、喫煙や多量飲酒など、生活習慣がよくないことが原因と考えられます。

　しかし、女性も、男性に比べてがんになりにくいなどと安心はできません。実は、患者数で比較すると、54歳までは女性が男性を上回ります。20代では、女性患者は男性の1・5倍ですが、30〜40代では、女性のがん患者は男性患者の2倍にもなり、とくに40歳未満ではがん患者の約8割が女性です。50〜54歳でも女性が男性の1・5倍。男性患者が急増するのは55歳以降で、全年齢では男性が女性の1・32倍となります。

50代半ばまでの女性にがんが多いのは、乳がんと子宮頸がんが若い世代に多いからです。乳がんは女性ホルモンの刺激で増えますから、閉経後は減少に転じ、40代後半がピークです。

女性も当たり前に仕事を持つ時代、働くがん患者には女性が多いことになります。60歳未満の世代でみれば、働きながら通院するがん患者の数は、女性が男性の3倍以上になります。

女性は若いころからがんを意識して生活すべきです。とくに子宮頸がんについては、厚生労働省も20歳から検診を受けるように推奨しています。しかし20代前半の受診率は15％にとどまります。

子宮頸がんの正しい知識を

　子宮頸がんは性交渉によるヒトパピローマウイルス（ＨＰＶ）が発症原因のほぼ１００％です。子宮頸がんの発症のピークは若年化しており、最も早期の「上皮内がん」を含めると30代前半で、「マザーキラー」の異名もあります。この年代は出産のピークでもありますから、少子化対策としても重要です。

　ＨＰＶはありふれたウイルスで、日本女性の約８割が感染経験を持ちます。発がんに至るのは感染者のうちわずか０・１％程度にすぎませんが、このウイルスの感染がなければ子宮頸がんを発症することはまずありません。このため、セックスデビューの前にＨＰＶに対するワクチンを接種することで、発がんを予防することが可能です。

　実際、スウェーデン女性１６７万人について調査した研究の結果、17歳未満で接種した場合は子宮頸がんのリスクが１割程度にまで低下していました。一方、17～30歳の接種では、リスクの低下は5割程度にとどまっています。

　英国の調査でも、12～13歳でワクチンを接種した場合、子宮頸がんの発症リスクは87％も減りました。しかし、14～16歳、16～18歳で接種した人ではそれぞれ、62％、34％と、リスクの減少幅は少なくなっていました。

女性の健康情報サービス『ルナルナ』と、私が所属する東京大学総合放射線腫瘍学講座が２０２２年９月に共同で行った「子宮頸がんに関する意識調査」では、ＨＰＶワクチンの接種経験は、20代では52％と半数ほどとなった一方、30代以降は未接種が９割以上でした。

ＨＰＶワクチンは定期接種として、小学校６年から高校１年の女子であれば公費で接種が可能です。積極的勧奨が差し控えられていた約９年間の間に、定期接種の対象年齢で接種を逃した女性（１９９７～２００５年度生まれ）も、改めて公費接種の機会を提供する「キャッチアップ接種」が実施されていますので、ぜひ積極的に受けてほしいと思います。

また、20歳以上の女性は、２年ごとに子宮頸がん検診を受けることが推奨されていますが、同意識調査では子宮頸がん検診を受けたことがある人でも、推奨通り定期的に受けている人は36％ほどにとどまりました。子宮頸がんは、初期段階ではほとんど症状がないため、定期的に検診を受診し、早期発見・早期治療に努めることが大切です。

調査では、回答者の「ヘルスリテラシー」を確認した上で、放射線治療や子宮頸がんに関するクイズも実施しました。

ステージ２、３の子宮頸がんでは、放射線治療が中心となります。しかし、「多くの子宮頸がんは放射線治療（＋抗がん剤）で完治する」と正しく答えられた人は約３分の１にとどまりました。

年齢・学歴・年収・がんの罹患歴などを加味しても、正答率を最も左右するのがヘルスリテラシーであることがわかりました。

また、約８割の人がテレビやインターネットなどから得た健康リスクの情報が信頼できるかどうかを判断することは難しいと回答しています。ＨＰＶワクチンに関する混乱の大きな背景かと思います。

ヘルスリテラシーは、病気の予防や罹患した際の治療の選択など、自身の健康のためにも必要な能力といえます。

がん治療の国際化をめざして

子宮頸がんは、前がん病変の異形成、子宮頸部の表面だけにがんがある上皮内がん、周囲の組織に入り込む浸潤がんに分類されます。異形成や上皮内がんの場合、子宮を温存できる円すい切除術が行われています。

浸潤がんは、手術、放射線、化学療法の3つを単独、もしくは組み合わせて治療します。しかし、日本の実態は海外とはかけ離れています。

とくに、子宮頸部を支えている組織（子宮傍組織）にがんの浸潤があるステージ2では、放射線治療と抗がん剤を同時に行う「化学放射線治療」が世界的には主流です。

たとえば、がん治療先進国のスウェーデンの場合、ステージ2の子宮頸がんに対する手術は7％にすぎず、86％で化学放射線治療あるいは放射線治療単独が選択されています。ステージ2の7割以上を占める2B（子宮傍組織にがんが浸潤）に限ると、手術はたった4％で、9割が（化学）放射線治療を受けています。

がん治療の国際的なガイドラインでは、２Ｂ期の子宮頸がんに対して推奨される治療は化学放射線治療だけです。しかし、日本のガイドラインでは、２Ｂ期に対しても、手術が第一に推奨されてきました。その結果、最近まで手術と（化学）放射線治療の件数がほぼ同じでした。

ただ、２Ｂ期の子宮頸がんの手術では、約半数で術後の（化学）放射線治療が行われています。下肢のむくみで悩む患者も多く、手術をせずに初めから化学放射線治療を受ける方が、時間的、経済的負担も少ないはずです。

がん治療のガラパゴス化はいただけませんが、国内の最新ガイドラインでも化学放射線治療が推奨のトップとなりました。がん治療の国際化をさらに進める必要があると思います。

乳がん治療の現在

乳がんは日本の女性に最も多いがんです。食生活の欧米化や肥満、運動不足といった生活習慣の変化の他、少子化が大きな影響を与えていると考えられます。妊娠から授乳に至る約2年間はホルモン環境が変わり、乳がんリスクが下がります。授乳が乳がんを予防することも確実視されています。出生率の低下が乳がんを増やすことになるわけです。

放射線治療を受ける患者さんのなかでも、乳がんは大きな割合を占めます。公益社団法人「日本放射線腫瘍学会」は2021年5月、乳がん経験者約300人を対象に、受けた治療法などについてのアンケート調査を行いました。

頭頸部がん、肺がん、前立腺がん、食道がん、子宮頸がんなど、多くのがんは放射線で治すことができます。しかし、乳がんの完治には何らかの手術が必要です。手術の方法は乳房全切除術と乳房温存手術に大別されます。今回の調査でも、全切除術と温存手術はほぼ半々の割合で行われていました。

幕末の医学者、華岡青洲は煎じ薬を使った全身麻酔下に乳房温存手術を行ったことで世界にその名を知られています。現代の乳房温存手術では、わずかな例外を除き、術後に放射線治療を行うことが原則です。

しかし、今回のアンケートでは、このことを治療の前から知っていたのは1割余りでした。また、温存手術を受けた患者の1割超が術後の放射線治療を受けていないこともわかりました。

放射線治療で「髪が抜ける」「入院が必要」など、誤ったイメージを持つ人が多いこともわかりました。

一方、「治療前に思っていたより楽だった」と回答した割合は、放射線治療が４割強と、手術や薬物療法よりも高い結果が出ました。さらに、治療の満足度も放射線治療が86％とベストでした。

自由記述では、女性技師に担当してほしいという要望が多かったのは予想通り。その他は、放射線治療への好印象が目立ちました。

一人一人に最適な治療法を

がんは、初回の治療で治しきることが大切です。一度再発してしまうと、完治の可能性はかなり低くなりますから、敗者復活戦のない一発勝負に近い面があります。

当然、治療法は慎重に決める必要があります。医師も、がんの種類や進行度はもちろん、患者の年齢や体調、さらに家庭や仕事など、「全人的」に診ながら、治療法を提案します。

しかし、治療法は医師が押しつけるのではなく、患者や家族と相談しながら決めていくものです。病気との向き合い方、一番大切にしたい点、仕事は休めるのか、頼れる家族はいるのかなど、状況は千差万別です。様々な要素を判断して、一人一人に最適な治療を提供できる医師が名医なのだと思います。

多くのがんで、手術と放射線治療は同じくらいの治癒率をもたらしますが、その代表が子宮頸がんと前立腺がんです。私たちは、これらの患者が、受けた治療法を選んだ理由を明らかにするための調査を行いました。

質問は収入や職業、婚姻状況や経済状態、治療法を決めた時に考えたこと、家族や主治医との関係性、医師から勧められた治療法、手術や放射線治療に対する印象など、多岐にわたりました。インターネット調査により、各200人超の回答を得ました。

子宮頸がんでは回答者の78%が、前立腺がんでも62%が手術を選んでいました。高齢の男性が多い前立腺がんと30〜40代の若年女性も多い子宮頸がんでは、事情が異なると考えていましたが、結果はおおむね同じでした。医師から勧められた治療が選ばれる傾向があったのは当然として、手術や放射線治療に対するもともとのイメージが、治療法の選択に決定的な影響を与えていたのです。

患者本人の希望、社会的な状況などよりも、手術や放射線治療に対する印象そのものが治療法を決定する可能性があるということです。

なお、同時に実施したがんに罹患していない人に対する調査では、がんについての知識やリテラシーが高い人ほど、放射線治療への印象が良いという結果が出ました。

働く人を支える放射線治療

がんは、治療方法によっては体への負担が大きくなるだけでなく、日常生活にも大きな影響を及ぼすことがあります。病状はもちろん、仕事や生活に合わせた適切な治療法を選択することが大事です。

手術、放射線療法、薬物療法が、がんの3大治療ですが、最近では、治療装置などの進歩で、放射線治療の精度が格段に向上しています。

仮に放射線を病巣にだけ、完全に集中できれば、正常細胞への影響を皆無にしたまま、無限量の照射ができます。昨今は、この理想型が、かなりの程度まで実現されつつあり、「体への負担だけでなく、生活や仕事への影響も少ない治療法」として注目を集めています。

ところが、欧米ではがん患者の5～6割が放射線照射を受けているのに、日本では2～3割程度にとどまっているのが現状です。


日本放射線腫瘍学会は、健康な20歳以上80歳未満の男女約3000人と、前立腺がん患者約200人を対象に「がん治療と仕事・生活などに関する意識調査」を実施しました。なお、前立腺がんは、手術と放射線治療の有効性が同様とされている多くのがんの一つです。

調査結果で注目すべきなのは、自営業・パートタイム・アルバイトで働いていた前立腺がん患者のうち、手術を受けた患者では、41％で年収が低下したのに対して、放射線治療を選んだ患者では、16％にすぎなかった点です。

会社員では治療による減収に有意な差はありませんでしたが、仕事を休んでも一定期間は給与が保証されますから当然です。その点、セーフティーネットが乏しい層では、がん治療のため入院すれば収入が下がります。通院で治療できる放射線治療では、減収を避けられることが示されたことになります。

東大病院の場合、前立腺がんの放射線治療は、１回の照射時間わずか１００秒で、５回の通院で終わります。働く高齢者が増えるなか、放射線治療は治療と仕事の両立を支える力強い武器です。

保険適用で最善の治療が受けられる

がんの治療では、健康保険でカバーされる「標準治療」を受けることがベストです。標準と聞くと「普通の治療」「並の治療」のように思われるかもしれませんが、現時点での「最善・最良の治療」のことです。

よく誤解されますが、「最先端の治療」が最も優れているとは限りません。新しい治療は、その効果や副作用などを調べる「臨床試験」で評価され、現時点での標準治療と比べて同等以上の効果が証明されれば、標準治療に組込まれます。

日本の国民皆保険制度のなかでは、標準治療とされる治療法は原則、保険適用となります。自己負担の上限を定める「高額療養費制度」も使えますから、「最善・最良の治療」をリーズナブルな費用で受けることができるわけです。

近年、新しいタイプの免疫療法が誕生し、「オプジーボ」(後述)をはじめとする超高額な薬物が目白押しですから、財政負担は心配ですが、日本の医療制度はすばらしいと思います。

あやしい医療、見破るコツ

一方で、有効性が証明されていない免疫療法やエセ科学的な「治療」が「自由診療」の名のもとに行われているのは大きな問題です。

自由診療では、費用は医療機関側の言い値になりますから、保険診療より収益は高くなります。保険診療でもできるような治療を「最先端」と称して、自由診療で行うようなクリニックもあるようですから、要注意です。

では、あやしい医療の「宣伝行為」を見破るコツを伝授いたしましょう。

まず、ネット検索で上位にあっても、「広告」のマークがついたものは注意しましょう。「１００％完治」「末期からの生還」など、断定的な表現や誇張された表現は信用しないように。

次に「体にやさしい」「セレブが使っている」「あきらめないがん治療」などの曖昧な表現も要注意です。体験談や治療前後の画像を単に並べたものは信用しない方がいいでしょう。

保険が利かない自由診療の場合、とくに費用や副作用について確認しなくてはなりません。無料説明会、無料相談といった表現にも注意が必要です。

国もこうした問題を重視しています。２０１８年６月に医療法を改正し、医療機関のウェブサイトが新たに医療法の広告規制の対象となりました。

具体的には、患者の体験談や治療前後の画像の羅列は禁止されました。「100%完治」などの虚偽広告、「日本有数の実績を誇る」といった比較優良広告、「効果が高く、おすすめ」などの誇大広告も基本的に許されません。

医療機関のホームページも、法令による規制の対象となっており、違反に対しては行政処分や刑事罰等の厳しい制裁が設けられています。それでも資料の郵送に誘導するなど、巧妙なやり方で規制をかいくぐろうとする医療機関もあるようです。

がん治療は一種の情報戦。私たち、一人一人が医療情報に対するリテラシーを高めていくことが大切です。

第4の柱「免疫チェックポイント阻害薬」

これまで標準治療といえば、手術、放射線治療、抗がん剤・分子標的薬が3本の柱でしたが、最近になって、新しいタイプの免疫療法が第4の柱となりつつあります。

「免疫チェックポイント阻害薬」と呼ばれる治療薬で、第1号となった「オプジーボ」はノーベル生理学・医学賞を受賞した本庶佑氏（京都大学名誉教授）の研究がベースとなり、日本で世界に先駆けて承認されました。

私たちの体に備わっている免疫は、体外から侵入した細菌やウイルスのほか、自分の細胞が不死化したがん細胞も攻撃してくれます。これが「免疫監視機構」です。

しかし免疫の働きが過剰に働きすぎると、自分の細胞まで攻撃してしまうことがあります。関節リウマチや故安倍晋三氏を苦しめた潰瘍性大腸炎などの「自己免疫疾患」の原因です。

このため、免疫細胞の過剰な働きを防ぐブレーキのような仕組み（免疫チェックポイント）が用意されています。がん細胞は自分の身を守ろうと、このブレーキを悪用して免疫の働きを抑制してしまいます。免疫チェックポイント阻害薬は、このがん細胞によるブレーキを外し、免疫が正常に働くようにする薬です。

オプジーボに続き「キイトルーダ」「イミフィンジ」など多くの治療薬が

科学的検証を経た上で保険で使えるようになっています。

オプジーボが承認されたとき、対象となるがんは皮膚がんの一つ、メラノーマ（悪性黒色腫）でした。これに続く「ヤーボイ」と「キイトルーダ」も当初の適応疾患はメラノーマでした。

メラノーマの罹患数は年間2千人足らずで、新薬の恩恵にあずかる人は限られています。原価計算の結果、年間の薬価が約3500万円になってしまったのも患者数が少ないためでした。

その後、薬の種類と対象となるがん種も増えましたが、治療対象のほとんどが、再発や転移を伴い、治癒が難しい進行がんでした。

しかし、オプジーボの開発につながる研究で、本庶佑氏がノーベル生理学・医学賞を受賞した2018年、風向きが変わりました。日本では6番目の免疫チェックポイント阻害剤である「イミフィンジ」が、進行していて手術はできないものの、転移がないステージ3の「非小細胞肺がん」(肺がんの85%)を対象に承認されたのです。

承認の理由となったのが、世界的に注目を集めた「PACIFIC（パシフィック）試験」の結果です。

この臨床試験では「切除不能な局所進行非小細胞肺がん」の患者に、抗がん剤と放射線を同時に進める「化学放射線療法」をまず行いました。そして病状が進行していない患者を対象に、イミフィンジとプラセボ（偽薬）を２対１の割合で無作為に投与して追跡しました。

中間評価の結果、イミフィンジ投与群で、有意に生存期間などが延長したため、国内での承認につながりました。

さらに、５年間追跡した長期解析結果が２０２２年に公表されました。５年全生存率はイミフィンジ投与グループが43％で、33％のプラセボグループを有意に上回っていました。

私は38年近く、肺がんの放射線治療を行ってきましたが、切除不能なステージ3の非小細胞肺がんで、５年生存率が４割を超えたことに衝撃を受けました。

ＰＡＣＩＦＩＣ試験に限らず、放射線治療と免疫チェックポイント阻害薬との併用は相性抜群といえます。とくに、放射線をかけていない転移病巣にまで効果が及ぶ「アブスコパル効果」も注目されています。

緩和ケアの新常識を共有

日本は事実上、「世界一のがん大国」です。欧米では減少に転じているがん死亡数は増加の一途にあります。まだ高い喫煙率、低い検診受診率、手術に偏重した治療法など、課題は山積みです。

こうした状況を改善するため、2006年に「がん対策基本法」が制定され、放射線治療・化学療法、緩和ケア、がん登録の推進を重点課題とする「がん対策推進基本計画」も2007年6月に閣議決定されました。しかし、基本計画の策定から15年たった今も、緩和ケアの精神が広く浸透したとはいえません。

がんで亡くなった患者の約3割が直前まで強い痛みに苦しんでいたことが、国立がん研究センターの遺族調査でもわかっています。がんで亡くなる日本人は年間約38万人。1日あたりでは千人を超えますから、毎日300人もの人が激しい痛みのなかで息を引き取っているのが現実ということになります。

こうした課題を受けて、厚生労働省は「がんの緩和ケアに係る部会」を立ち上げ、私が座長に指名されました。

まず、議論のテーマとなったのは「診断時の緩和ケアのあり方」です。緩和ケアというと、末期がん患者へ行うイメージがあるかもしれませんが、それは誤解です。

私も経験しましたが、がんと診断されたときから、精神的苦痛や社会的な悩みは始まります。がんと診断されて、１年以内の自殺リスクが20倍以上となることからもわかることです。

部会での議論の結果、「診断時の緩和ケア」についての解説用リーフレットと、がんの告知時に患者・家族へ渡す説明文書をまとめました。

もう一つの課題は、「医療用麻薬」に偏った痛み治療のあり方の是正です。がん対策基本法によって、緩和ケアが重視されるようになり、「医療用麻薬」の使用が増えました。その一方で、麻酔医による「神経ブロック」や「緩和的放射線治療」が軽視される流れができてしまいました。

緩和ケア部会では、この状況を受けて、がんの強い痛みに使われる「神経ブロック」や「緩和的放射線治療」を解説するリーフレットも作りました。

これら3つの文書は、2022年6月9日、厚生労働省から、都道府県、がんの拠点病院、日本医師会に発出され、東大病院にも届きました。すべての医療従事者に知ってもらいたい「新常識」です。

放射線と神経ブロックで痛みを緩和

がんの痛みをとる基本は、モルヒネに代表される「医療用麻薬」の適切な使用です。できるだけ飲み薬で、時間を決めて服用します。

医療用麻薬の使用量を国際比較した論文によると、オーストラリアでは、必要量と使用量がほぼ一致していました。ドイツでは必要量の1・8倍、米国では2・3倍も使われており、問題です。一方、日本は必要量の約15％しか使われておらず、フランスの73％、イギリスの67％、韓国の47％と比べて大きく水をあけられています。

また、がんの痛みによっては、医療用麻薬が効きにくいケースもあります。

この状況で麻薬の量を増やしていけば、意識が混濁する、終日眠っているといった副作用も目立ってきます。

ここで力を発揮するのが、神経ブロックや緩和的放射線治療です。

放射線治療は何回かに分けて放射線を照射する「分割照射」が基本です。前立腺がんの場合、東大病院では5回ですが、多くの病院で40回近くに分割することが普通です。

しかし、がんの痛みを緩和するための放射線治療では、5回、10回の分割照射と1回だけの「単回照射」で、効果に差が見られないことがわかっています。この単回照射は年間38万人が、がんで亡くなるなか、約４千件が行われるにすぎません。

緩和的放射線治療は、がんによるすべての症状の緩和に有効ですが、効果が出るのに時間がかかることもあります。その点、痛みを知覚する神経に局所麻酔薬または神経破壊薬を作用させる神経ブロックは即効性があるのが大きな利点です。

また、痛みの信号が神経から脳へ伝わりにくくなるため、医療用麻薬の量を減らすことも可能です。

しかし、膵臓がんでなくなる日本人は年間3万8千人あまりですが、「腹腔神経叢ブロック」は約300件しか行われていません。

この手技を行える医師が十分にいないことが大きな理由で、「神経ブロックのプロ」の養成が急務となっています。

格差が罹患率・受診率に影響

米国は世界屈指の医療水準を誇り、がん治療でも折り紙付きの実力を持っています。

一方で、米国の新型コロナ感染症の死者は116万人を超え、致死率は1%を超えています。なぜ、米国は新型コロナによる死者の増加に歯止めをかけられないのでしょうか。

その背景には、米国で広がり続ける格差問題があると思います。そもそも、米国の平均寿命は、その経済的実力ほど高くありません。

各国の所得水準（人口1人あたりのGDP）と寿命の関係は上に凸の曲線状になります。健康や寿命には上限があって、たとえビル・ゲイツ氏のような大金持ちでも老いや死は避けられませんから、ある程度所得が上がるとほとんど寿命は伸びなくなります。一方、低所得者が少し豊かになるだけで、劇的に寿命が伸びるのです。

米国人1万人以上の分析では、教育年数が16年以上の人と比べ、11年以下の人では、がんになる率は2割近く高くなりました。子宮頸がんや男性の肺がんでは約3倍と、がんの種類によっては、学歴により、非常に大きな差がついていました。

21カ国の疫学データを分析した結果、社会的・経済的な地位が低い層で多いがんは、男性の肺がん、喉頭がん、口腔がん、咽頭がん、男女問わず、食道がん、胃がん、女性の子宮頸がんでした。いずれもたばこが発症リスクとなるがんです。所得が低いほど喫煙率が上がることと関係していると思います。

こうした格差の影響は、日本でも見過ごせない問題になっています。

日本人約1万5000人を対象とした調査研究の結果でも、65歳以上の高齢男性については、所得が200万円未満の人のがん死亡リスクは、所得が400万円以上の人に比べ約2倍にもなることがわかりました。また、教育年数が6~9年の高齢男性は、13年以上の人と比べて、がん死亡のリスクは1・5倍近くになりました。所得や学歴が高い男性では健康意識も高く、生活習慣もよくなるためだと考えられます。

一方、女性については、収入や教育の格差による死亡リスクの違いは見られませんでした。女性の喫煙率がもともと低く、男性に比べて、社会的・経済的立場の差による生活習慣の乱れが生じにくいことが背景にあると思います。女性の平均寿命が男性より6歳も長い理由もここにありそうで、男性でも、生活習慣をよくすることで、格差を克服できる可能性があるということです。

さらに、検診受診率が低いことも大きな問題です。がん検診の受診率と加入する健康保険との関係を調べた研究によると、検診受診率は、保険の種類によって3倍以上の開きがあることがわかりました。国家公務員や地方公務員は共済組合に、大企業の社員は健康保険組合に、中小企業の社員は協会けんぽに、自営業者やパートの従業員は国民健康保険に、主に加入しています。

共済組合の加入者の受診率が最も高く、たとえば大腸がん検診については、男性では48％でした。

一方、健保組合では38％、協会けんぽでは27％、市町村の国保では19％、生活保護受給者や無保険者らでは13％と低くなっていました。胃がん、肺がん、乳がん、子宮頸がんでも同様の傾向が認められました。

２０２０年6月、日本癌治療学会が発行する学術誌に、企業規模と肺がん検診受診との関連を分析した論文が掲載されました。著者は神奈川県健康医療局長（当時）の前田光哉氏です。前田氏は神戸大学医学部卒業後に旧厚生省に入省した医系技官です。がん対策や福島支援の研究などで、私も一緒に仕事をしたことがあります。

論文によると、肺がん検診の受診率は企業規模が小さくなるほど低くなりました。男性の正社員の場合、中規模企業の検診受診率を1とすると、大規模企業は１・３３と高く、逆に小規模企業は０・８と低くなりました。

非正規社員でも、正社員と同じ傾向がありましたが、会社の規模にかかわらず、受診率は非正規社員の方が低くなる傾向がありました。

個人の健康意識よりも、企業規模や就業形態といった個人をとりまく環境の方が検診受診行動に関連していると言えるでしょう。

企業規模や正社員、非正規社員による受診率の格差をなくすための行政施策や普及啓発の必要性が示されたと言えると思います。

進行がんは経済的にも負担が大きい

東京都八王子市が、大腸がん検診と精密検査の受診率向上をめざし、民間のシンクタンクとの間に、「成果連動型」の委託契約を結んだ上で、オーダーメード型の受診勧奨を行い、大きな成果を上げています。

同市はこの事業について3年間の成果をまとめ、公開しました。この報告で注目すべきは、成果連動型契約の核心となる成果指標を再検証した点です。

当初、市の分析では、大腸がん検診を受診し、早期のがんが見つかった人の医療費を約65万円、検診を受けずに進行した大腸がんと診断された人の医療費を約２５０万円と算出し、この差額を医療費削減効果としていました。

これは診療報酬のデータから、「大腸がん」という病名に関する情報だけを抜き出したもので、間違いではありません。しかし、私は当初からこの数字に疑問を持っていました。進行した大腸がんでは、「分子標的薬」などの高額な薬剤が使われることが多いからです。

大腸がんが別の臓器に遠隔転移した場合、「大腸がん」という病名でなく、「転移性肺腫瘍」などの別の病名が使われることがあります。こうした病名に対して行われる薬物療法も大腸がんに対する治療には変わりありません。大腸がんという病名に対する医療費だけを見ていては、本当の差はわからないはずだなど助言してきました。

八王子市は、大腸がんの診断、治療に当たる医師らに医療費の再分析を依頼しました。その結果、内視鏡治療や外科手術等で根治可能な段階での医療費は約２１３万円、転移があるような進行した段階での治療費は約８２８万円と、差額は約615万円に及ぶことがわかりました。

この新たな医療費削減効果を成果指標として、八王子市が実施した大腸がん検診と精密検査の受診率の向上分を評価すると、約4000万円の医療費削減効果があったということです。

成果を可視化しながら、自治体のがん検診事業を推進していくことが重要だと思います。そして、住民側も、進行がんとして診断された場合、身体的にも、経済的にも、より負担が大きくなることを知っておく必要があるでしょう。

がん治療にもAI活用

がん医療の分野でも、人工知能（AI）が活用され始めています。たとえば、国立がん研究センターは、大腸の内視鏡写真をAIがリアルタイムに判別して、早期の大腸がんやがんの一歩手前のポリープを発見するソフトウエアを開発しています。共同研究を実施したNECは販売も始めています。

NECが得意とする「顔認証技術」を応用したもので、30万件もの内視鏡画像を使い、内視鏡医の診断所見を「教師データ」として深層学習させました。その結果、判断しやすいタイプの病変では、95％を正しく検出しています。これは熟練した内視鏡医と同等レベルといえます。判断が難しいタイプの病変でも78％を検出できました。教師データを増やすことで、さらに精度が高くなることが期待されます。

大腸がんは日本人のがんのなかで最も患者数が多いがんです。そして、大腸がんは一部のポリープから発生することが多いため、ポリープを切除することでがんのリスクを減らすことができます。米国では内視鏡検査とポリープの切除が進み、もともと日本人よりずっと高かった大腸がんの死亡率は、過去40年間で半減し、男女とも日本人を下回っています。

しかし、ポリープの形やできた場所などによっては判別が難しいものも少なくありません。また、医師による診断技術の差も大きく、見逃し率は24％にも上るという報告もあります。内視鏡検査で病変が発見されないまま、大腸がんに進行してしまうケースもあるということです。ＡＩがこうした不幸を減らせる意義は大きいと思います。

私の専門の放射線治療でも、ＡＩに期待が集まっています。これまでは、過去の膨大な治療のデジタルデータが存在するにもかかわらず、うまく活用することができていませんでした。

放射線治療では、がん病巣にどう放射線を照射するかをコンピューター上でシミュレーションし、「治療計画」を作ります。効果的にがんに放射線を集中し、周りの健常な臓器へのダメージを少なくする上で非常に重要です。しかし、良い治療計画を作成するには最先端の知識と長年の経験が必要とされてきました。米バリアンメディカルシステムズは、過去に作成した治療計画データを機械学習させることで、目の前の患者に対する最適な計画を提案するソフトウエアを開発、国内で販売しています。

将来的には、各病院の治療計画データと治療結果を集約することで、最適な照射方法が自動的に提案されるようになるはずです。ＡＩには大いに期待しています。

第5章

リスクの「量」を見きわめる

危険を正しく判断、未来を読む力を

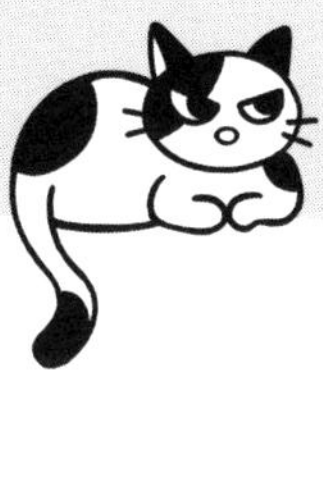

検査の自粛で懸念される進行がん

がんは症状を出しにくい病気です。まして、早期では、ほとんどの場合、自覚症状はありません。私が経験した膀胱がんも同様で、痛みを伴わない血尿が8割のケースで見られ、早期発見のサインとなります。しかし、私の場合、顕微鏡でわかるような血尿もありませんでした。

発がんの原因で最も重要なのが、細胞増殖に関係する遺伝子の「偶発的損傷」です。がんは運に左右される病気と言ってもよいでしょう。

ただ、繰り返しお話するとおり、禁煙、節酒、運動などを心がけることで、発がんリスクは大きく低下します。運悪くがんができても、早期発見で9割以上完治させることができます。

逆に、早期発見のチャンスを逃せば、がんが治る可能性は減り、進行がんへと移行する危険が高まります。

新型コロナウイルス感染症で外出の自粛が続いた2020年、がん患者が大幅に「減少」しました。現実には、今後20年間、急速な高齢化で、がん患者数の増加が予想されていますから、がん患者の「減少」は「検査の自粛」による「発見の遅れ」が理由ということになります。

公益財団法人がん研究会は、明治41年（１９０８年）に創立された日本初のがん専門の研究機関です。付属病院の「がん研有明病院」も患者数が日本一のがん専門病院として有名です。

なお、東京のベイエリアにそびえるこの病院の外壁には「蟹」のシンボルマークがあり、印象的です。英語のがんを意味するキャンサーは、もともと蟹や「かに座」を指すことに由来するからです。

そのがん研有明病院でも、がんの手術件数が大幅に減っていることがわかりました。例年、胃がんの手術は約５００件、乳がんの手術は約１２００件も行われています。しかし、２０２０年1年間の胃がんの手術件数は前年より32％も減少しています。とくに問題なのは、最も早期のステージ１Ａでは半分にまで落ち込んでいることです。

同院では乳がんの手術件数も減っています。２０２０年４～12月では、

2019年の同じ期間に比べて、全体で19%、ステージ1までの早期乳がんに限ると27%も減っていました。その他のがんについても、間違いなく手術が減っていると思います。

東京大学病院や国立がん研究センター中央病院でも、胃がんの手術件数は大幅に減少しています。

がんは1センチの大きさになってようやく発見することができますが、この大きさになるには10~20年の年月がかかります。しかし、1センチが2センチになるのはわずか1~2年。この時期には症状が出ることはまれですから、がんを早期に見つけるには、定期的な検査が欠かせません。

例年なら見つかっていたがんが診断されず、早期がんを中心に手術が減ったものと思います。

私は37年間、放射線治療の現場で仕事をしてきましたが、最近、進行がんが増えていると感じています。

扁桃腺のがんがあごの骨や脳の近くまで広がったケース、直腸がんが肛門から飛びだしてしまったケースなど、これまで見たことがないような「超進行がん」を目にすることが多くなっています。

「検診控え」による早期がんの減少と「受診控え」による進行がんの増加が同時に進んでいると心配しています。

新型コロナ感染症とがん治療

一方、新型コロナウイルス感染症の流行が、がん治療に与えた影響についても調査が行われました。

世界保健機関（ＷＨＯ）は２０２０年６月１日、新型コロナの感染拡大による医療への影響を発表しました。７割超の国が、新型コロナウイルス感染症の広がりで、他の病気の治療が影響を受けたと報告し、がん治療に影響があったと答えた国が42％に上りました。

がん患者や医療者など５８２人に対する国内の調査でも、約２割の人が「がん治療や手術において、新型コロナの影響を受けている」と回答しました。さらに６割近くの人が、「影響を懸念している」と答えています。がん治療の延期や中止の理由には、安全に治療できないほか、がん治療による感染と重症化リスクの上昇があげられます。

事実、がん患者が新型コロナウイルスに感染した場合、がんの部位や治療法によって、死亡率が高くなるというデータが出ています。

胸部のがん（9割以上は肺がん）の治療を受けた400人について分析した結果、新型コロナウイルス感染と診断された日から過去3カ月以内に化学療法を受けた患者では、新型コロナウイルスによる死亡リスクが有意に高くなったことがわかりました。

400人中死亡したのは約140人で、その約8割が新型コロナウイルス感染症で亡くなりました。がんの進行に伴う死亡は1割程度でした。

死亡者のうち、化学療法を受けていたのは約半数の47％でしたが、放射線治療を受けていたのは9％にすぎませんでした。

がんの治療法により、新型コロナによる死亡リスクが左右されることがわかりました。新型コロナのリスクを加味した総合的な判断が求められると言えるでしょう。

ただ、治療法の変更や延期は、これまでの経過や病状をよく知る主治医にしかできません。こうした場合は、患者個人の独断は避け、よく相談していただきたいと思います。

原発事故と小児甲状腺がん

１９８６年4月、旧ソビエト連邦のチェルノブイリ原子力発電所で事故が起きました。この事故では、ウクライナのほか、ベラルーシ、ロシアを中心に放射性物質が降下し、原発半径30キロメートル圏内が居住禁止区域となりました。

私がスイスに留学したのは事故からまだ3年しかたっていない１９８９年でした。チェルノブイリ原発から１６００キロも離れたスイスでも、食品の放射能がかなり話題となっていた記憶があります。

その当時、スイスのすべての住宅には、地下に核シェルターと非常用の食料の備蓄が義務づけられていました。「仮想敵国」は旧ソ連でした。今は、核シェルターの義務化は解除されているようですが、スイスの全人口を超える収容スペースがあるといいます。

国民皆兵も、用心深いスイスという国の特徴の一つです。日曜になるとアパート近くの河原で、研究所の仲間が射撃演習を行っていて、びっくりしたものです。


さて、チェルノブイリ原発では、小児の甲状腺がんが増えました。これは、放射性ヨウ素（ヨウ素131）を含んだ雨が牧草地に降り、これを食べた牛の牛乳に大量の放射性ヨウ素が含まれたからです。旧ソ連政府は、チェルノブイリ事故を数日間、公表もしませんでしたし、食品の規制も遅れました。

ヨウ素は私たちの身体には不可欠な元素ですが、甲状腺ホルモンの材料としてだけ使われます。このホルモンは、新陳代謝を促進する作用があります。オタマジャクシがカエルに変態するときにも欠かせないホルモンです。

ヨウ素は主に海草から摂取しますから、内陸にあるチェルノブイリ周辺の子供たちは、慢性的なヨウ素不足でした。その子供たちの目の前に、原発から放出された放射性ヨウ素が突然出現したのです。放射性であろうとなかろうと物質としての性質は変わりませんから、子供たちの甲状腺に莫大な放射性ヨウ素が取り込まれてしまいました。

避難者が甲状腺に受けた放射線量は、平均４９０ミリシーベルトで、就学前の子供の５％で５０００ミリシーベルト以上にもなりました。その結果、事故から５年以降、甲状腺がんが増え始め、患者数は７千人にも上りました。

一方、２０１１年３月の福島第１原子力発電所の事故では、もっとも影響を受けやすい１歳児の避難者の被爆量も平均30ミリシーベルトにとどまっています。しかし、福島では甲状腺がん患者が増え続けています。その背景には「過剰診断」という問題があります。

過剰診断の見直しが必要

チェルノブイリとは違い、福島では住民の被曝量は非常に少なく、放射線による直接的な健康被害は皆無といえます。

国連科学委員会も、2021年3月に公表した報告書で、「放射線関連のがん発生率上昇はみられないと予測される」と結論づけています。

福島では、小児甲状腺がんの患者が増え続けています。県は、原発事故後の県民健康調査の中で、事故当時18歳以下だったおよそ38万人を対象に、甲状腺がんの大規模な検査を行い、これまでに274人が「がん」またはその疑いがあると診断されています。

しかし、福島県は、「発見された甲状腺がんと放射線被曝との関連は認められない」とする報告をまとめています。

国連科学委員会は、チェルノブイリでは、放射線被曝の影響で小児の甲状腺がんが増えたと結論づけました。しかし、福島では、「放射線被曝の影響ではなく、感度が高い超音波検査によって、ふだんは見つからないがんを診断した可能性が高い」とし、甲状腺がんとの因果関係に否定的な見解を示しています。

同じ国連科学委員会が異なる判断をしているわけですが、ポイントは甲状腺の被曝線量とがん発見率との関係（量反応関係）の有無です。

放射線による発がんであれば、高い線量を被曝した人ほど、がんができやすくなります。チェルノブイリでは、確かにこの量反応関係が確認されたため、国連科学委員会は「因果関係あり」と判断したわけです。

福島では、甲状腺の被曝量自体が低く、発がんをもたらすレベルではありませんでした。被曝量が高めの子供にがんが多いという量反応関係もみられていません。

がんが１センチになるまでに大人では10年以上かかります。子供の場合、この「潜伏期間」は多少短くなりますが、チェルノブイリでも事故から４～５年以降に小児甲状腺がんの増加が認められました。一方、福島では、事故の年からがんが見つかっています。

小児甲状腺がんを発症した年齢の分布や原因となった遺伝子変異もチェルノブイリと福島では異なっています。

がんは臓器ごとに違う病気で、子供の前立腺がんなど見たことがありませんが、甲状腺がんは高校生でもめずらしくありません。とくに小さな甲状腺がんは治療を要さないケースもあります。

命に関わらないがんを見つけて治療しても、マイナスになるだけです。事故から12年たった今、「無害な」甲状腺がんを、精密な検査で見つけ出す「過剰診断」の見直しが必要だと思います。

韓国の過剰診断問題に学ぶ

甲状腺がんの過剰診断は韓国でも問題になりました。

予防医学を重視する韓国政府の方針で、乳がん、子宮頸がん、大腸がん、肝臓がんを対象にした政府主導のがん検診が1999年から始まりました。このとき、乳がん検診のオプションとして、3000～5000円ほどの追加料金を支払えば、超音波による甲状腺がん検診も受けられることになりました。

乳がん検診は専用のレントゲン撮影装置であるマンモグラフィーで実施するのが基本です。しかし、韓国では、乳がん検診で超音波検査を使う医療機関も多く、そのついでに甲状腺も検査するというものです。

がん検診のプログラムが始まると甲状腺がんの発見が急増しました。２０１１年にはがん検診開始前の１９９３年に比べて約15倍にまで増え、２０１２年には女性のがんの約３分の１が甲状腺がんとなりました。甲状腺がんが女性に多い傾向は日本でも同じですが、全体の割合からみれば、甲状腺がんは女性のがんの３％にも満たない少数派です。

一方、韓国の甲状腺がんによる死亡率は、発見数の急増に反して、下がりませんでした。もともと、このがんで亡くなる人がほとんどいないからです。

その後、韓国では、この「過剰診断」に対する科学者の警鐘をテレビや新聞が大きく取り上げ、「アンチ過剰診断」キャンペーンといった動きが進みました。その結果、甲状腺がん検診の受診者数はピーク時から半減し、高齢化の要素も加味した「年齢調整罹患率」も激減しています。甲状腺がんの年齢調整罹患率は、ピークとなった２０１２年は１９９９年の12倍に上りましたが、２０１６年ではピークの６割まで急降下しました。まさに、ジェットコースターのようなアップダウンです。

がん検診の目的はがんによる死亡を減らすこと。「早期発見＝善」ではないということを韓国に学ぶべきでしょう。

トリチウム、人体への影響は？

福島と日本が今、直面する課題の一つがＡＬＰＳ（アルプス）処理水の海洋放出です。

ＡＬＰＳ処理水とは、事故で発生した汚染水からトリチウム以外の放射性物質を安全基準まで除去した水です。

トリチウムは、天然に存在する水素の同位元素で、ごく弱い放射線を出しながら、ヘリウムに変化します。

トリチウムも水素であることに変わりはありません。私たちは毎日トリチウムを含む水を飲んでいますし、わずかとはいえ体の中にも存在します。ＡＬＰＳは「多核種除去設備」（advanced liquid processing system）の略で、トリチウムだけは除去できません。トリチウムは水として存在しているため、水の中から取り出すことが難しいからです。

天然のトリチウムよりずっと少ない量ですが、原子力発電でもトリチウムは必ず発生します。震災前も全国の原発から、年間で計３８０兆ベクレル前後に相当するトリチウムが海に放出されていました。

東京電力福島第１原発でＡＬＰＳ処理水などを貯蔵している巨大なタンクは、すでに１０００基を超え増え続けています。発電所の敷地にタンクを設置する余裕はもうありません。これから本格化する廃炉作業を安全に進めるためには、新しい施設を建設する場所が必要となります。

大地震などの災害によるタンクの破損リスクもあります。ＡＬＰＳ処理水の放出でタンクの数を減らし、安全と廃炉作業のスペースを確保しなければなりません。このため政府は２０２３年の春から夏ごろにＡＬＰＳ処理水の海洋放出を計画しています。安全の優先はもちろん、風評被害にも備える必要があります。

さて放射線の単位には、前述のベクレルのほかにシーベルトがあり、ともに有名な物理学者の名前に由来します。トリチウムにおいては、ベクレルとシーベルトとの間に大きな差異があります。

ベクレルは放射能の単位で1秒間に出る放射線の数をさします。一方、シーベルトは放射線の人体へのダメージを表す単位です。

雨に例えるなら、時間あたりの降雨量がベクレル、ぬれ方や風邪のひきやすさがシーベルトで表されます。人体への影響を考える際には、シーベルトを使います。

外部被爆、内部被爆、放射線の種類の違いなどにかかわらず、シーベルトで表すことで、健康への影響を比較し合算もできます。

ALPS処理水、海に放出へ

トリチウムを含む水は今も世界の原発から放出されています。日本の場合、トリチウムの安全基準は1リットルあたり6万ベクレル。数字としては大きい値にみえますが、この濃度の水を毎日2リットル飲み続けるとすると、1

年あたりの被爆量は0・8ミリシーベルトになります。

トリチウムが出す、ごく弱いベータ線が到達できる距離は平均で0・56マイクロ（マイクロは100万分の1）メートル、最大でも6マイクロメートルです。細胞の大きさは約10マイクロメートルですから、核の中のDNAへの影響はほとんどありません。

東京電力福島第1原子力発電所の事故で問題となったセシウムは、透過性が高いガンマ線を出します。ベクレルで表す放射能が同じでも、シーベルトで示す健康影響は、トリチウムの1000倍近いものとなります。

政府が2023年に予定しているALPS処理水の海洋放出は、前述の安全基準の40分の1未満まで希釈します。これは世界保健機関（WHO）が定める飲料水の基準の約7分の1に相当し、毎日2リットル飲み続けても年間の被爆量は0・02ミリシーベルトにすぎません。

私たちは毎日、放射線を浴びながら暮らしています。大地や宇宙から受ける外部被爆と、食物中の天然の放射性物質や空気中のラドンから受ける内部被爆を合計すると、日本平均で年間2・1ミリシーベルトになります。

自然被爆の世界平均は2・4ミリシーベルトです。ウラン鉱石など天然資源が豊富なフィンランドでは食品由来の内部被爆を除いても年間7ミリシーベルトを超えます。スウェーデンは6ミリシーベルト、フランスでも5ミリシーベルト程度ですから、わが国の自然放射線は少ないといえます。

ただ、日本の医療被爆は2・6ミリシーベルトと世界トップクラス。自然被爆と合わせると1年で5ミリシーベルト程度の放射線を浴びているわけです。

福島第1原発に近い海域の魚を多く食べることを想定しても、海洋放出に伴う放射線被爆は、年間自然被爆の約100万分の1から7万分の1にすぎません。

東京とニューヨーク間を航空機で往復すると、0・1ミリシーベルトは被爆します。これは年間自然被爆の20分の1に相当し、海洋放出の影響の小ささがわかります。

ウクライナのがん事情

ロシア軍によるウクライナ侵攻が始まって以来、およそ８００万人のウクライナ市民が国外に避難しています。避難先で見通しのない生活を送るのは不安が大きいはず。がん患者であれば、なおさらです。

ウクライナで、がんと診断される人は年間約16万人で、その半分にあたる8万人あまりが、がんで命を落としています。

日本での、年間のがん診断数と死亡数は、それぞれ、約１００万人と38万人ですから、日本の人は、がんになっても死亡する人が少ないことが分かります。年齢構成まで考慮した人口10万人あたりの死亡数（年齢調整がん死亡率）はウクライナでは１０３ですが、日本は82です。ウクライナの死亡率の高さがうかがえます。

75歳までにがんで死亡するリスクも、ウクライナでは男性17％、女性９％ですが、日本では男性10％、女性６％と、ずっと低い数字です。

今、日本は人口の減少に直面していますが、ウクライナは世界でもっとも、人口減少が激しい国の一つです。

1991年のソビエト連邦の崩壊でウクライナが独立国となった当時、人口は約5146万人でしたが、2020年には約4373万人に減少しています。国連の人口予測によると、2050年には約3522万人と2割近く減少します。これはロシアの侵攻が起こる前の予測ですから、実際にはさらに人口減少が進む可能性が高いと思います。

ウクライナの平均寿命はおよそ、男性68歳、女性が78歳。ロシアでも、ほぼ同程度で、両国とも男性の短命が際立っています。飲酒の影響が大きいとされ、酒飲みの私には耳が痛いところです。

2020年の日本の人口はウクライナの3倍弱ですが、がん罹患数では6倍以上。がんは一種の老化と言える病気ですから、平均寿命が世界トップクラスの日本が、ヨーロッパのなかでも短命なウクライナより、がん患者が多いのは当然と言えます。

一方、老化とは関係がない小児がん患者にとっても、今回の戦争の影響は甚大です。

ランセットオンコロジー誌の論説によると、ウクライナでは、1500人以上の小児がん患者が治療を必要としています。小児がんは適切に治療すれば8割が完治しますから、治療の遅れや中断は大きなマイナスにつながります。

世界保健機関をはじめ、国際的な支援が行われていますが、がんの進行は待ってくれません。ウクライナでの早期発見や治療開始の遅れは、日本のコロナ自粛とは比較できない規模の影響を与えるでしょう。戦闘地では人道援助のための非武装地帯が設けられますが、「がん患者への人道回廊」の整備が進むことを願っています。

ゼロリスク社会の落とし穴

一連のコロナ騒動を受けて私の脳裏をよぎったのは、「福島第1原発事故後の状況によく似ている」ということです。社会の関心が新型コロナウイルスにだけ集まり、マスクの買い占めなどが起こった事態は、わずかな被曝を過度に恐れて右往左往した当時に重なります。これまで経験したことがなく、目にも見えない、非常にやっかいな相手であることも共通します。

私たちは、大きなリスクが現れると、それが「唯一」のリスクと思い込み、メディアも「唯一」の重大なリスクであるかのように扱います。「ゼロリスク社会」の特徴です。

原発事故のときも、ごく少ない被曝を恐れるあまり、大規模な避難が長期化しましたが、福島での被曝量はわずかで、がんが増えることは考えられません。一方、生活習慣の悪化などから、避難者の健康状態は悪化し、とくに、糖尿病が6割増えたというデータもあります。糖尿病はがんを2割も増やしますから、がんのリスクを抑えるための避難が結果的にがんを増やしてしまうことになります。福島で自殺が増えたのも、コロナ禍と似ています。

がんを避けて健康で過ごすには、リスクに敏感になることが必要です。同時に、リスクの大きさを冷静に捉える「相場観」を身に付けることが大切だと思います。

第6章

「がんの壁」を越えよう

超高齢社会のフロントランナー

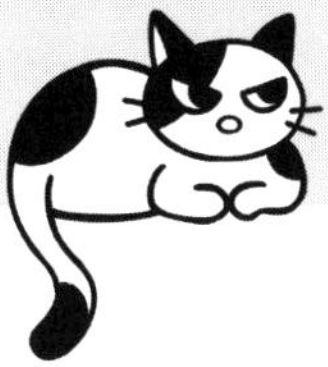

「一がん息災」という考え方

「無病息災」をだれでも望みますが、人生100年時代、まったく病気と無縁の人は例外的でしょう。日本人男性の3人に2人、女性の2人に1人が、がんになる時代ですから「無がん息災」は少数派です。

「一病息災」という言葉があります。一つ病気があることで、体に気を配り、健康を保つことを意味します。

がんでも、一つのがんになると、次にできる別のがんは早期に発見される傾向があります。「一がん息災」です。

1人の患者が、複数の臓器がんに罹患していることを「多重がん（または重複がん）」と呼びます。初めのがんの診断とほぼ同じ時期に診断された多重がんの頻度は2〜17％にも上ります。

喫煙、飲酒など、がんのリスクを高める生活習慣を持つ人は、多くの臓器にがんができやすくなります。遺伝はがんの原因の5％にすぎませんが、特定の遺伝子変異を持つ人に多くのがんができることもあります。ヒトパピローマウイルスは子宮頸がんだけでなく、扁桃腺や肛門にもがんを作ります。とくに、口腔や咽頭のがん患者では、食道にもがんができることが多くなっています。学会のガイドラインでも、こうしたがんでは、食道の検査もしておくように推奨されています。

タレントの堀ちえみさんはステージ4の口腔がんで、舌の6割を切除して再建手術も行うなど、手術は11時間にも及んだと報じられています。

しかし、その後の検査で見つかった食道がんはステージ1で、内視鏡で簡単に切除ができました。まさに、「一がん息災」を地で行った例といえるでしょう。

「がんの王様」と呼ばれ、全体の5年生存率は1割にも満たない膵臓がんは早期発見が難しいのが特徴です。治癒が期待できるステージ1で発見されるのは、1割程度にすぎません。

しかし、東大病院での調査では、肝臓がんの治療後に見つかった膵臓がんの6割がステージ1でした。肝臓がんの再発を確認するためのコンピューター断層撮影装置（CT）検査をたびたび行うため、早期の膵臓がんが偶然見つかるためだと思います。

膀胱がんに罹患した私も、「一がん息災」をめざします。

坂本龍一氏を襲った直腸がん

音楽家の坂本龍一さんが2023年3月末、直腸がんのため71歳で亡くなりました。私も「イエロー・マジック・オーケストラ」のデビュー当時からファンでしたので、大変残念な思いです。

2014年に公表した中咽頭がんに次いで2つ目のがんでした。一部に誤解があるようですが、坂本さんの命を奪った直腸がんは中咽頭がんとは別のがんで、中咽頭がんが転移したものではありません。

中咽頭がんは喫煙、飲酒のほかヒトパピローマウイルスの感染などが原因となる「扁平上皮がん」です。これは皮膚や体の表面にできるタイプのがんです。

食べ物の通り道でも口から咽頭、食道までは扁平上皮がんが発生します。胃や大腸には「腺がん」と呼ばれる別のタイプのがんができます。

坂本さんは中咽頭がんを放射線治療と抗がん剤の併用（化学放射線治療）で克服しています。確かに扁平上皮がんは一般的に、腺がんよりも放射線治療が効きやすい傾向があります。

しかし２０２０年に診断を受けた直腸がんは、肝臓やリンパ節、肺などに広く転移がありました。

診断より約20年も前の出来事だったはずですが、彼の直腸の正常な細胞から腺がん細胞が発生しました。免疫の網の目を逃れたこの細胞が分裂を繰り返して大きくなりました。やがてがん細胞の一部が血管の中に入り込み、他の臓器にも転移したわけです。

がんは診断が可能な1センチメートル程度に成長するのには10～20年と

いった長い年月を要します。早期がんは2センチ位までと考えて間違いありませんが、1センチのがんが2センチの大きさになる時間は1、2年にすぎません。

1～2センチのがんが症状を出すことはまずありませんから、絶好調でも定期的にがん検診を受けることが大切です。日本では40歳から毎年、便潜血検査を受けることが推奨されていますが、受診率が低く、精密検査を受けない人も多いのが問題です。

坂本さんが住んだ米国では、大腸内視鏡検査を含めた大腸がん検診が広く行われた結果、直腸がんを含め大腸がんによる死亡が激減しています。坂本さんの場合、早期発見ができなかったのは何とも悔しい思いです。

がんは大きく、3つのタイプに分類できます。（1）放置しても問題ないタイプ（2）早期発見が死亡率を下げるタイプ（3）早期発見が難しいタイプ――です。

大腸がんは、胃がん、肺がん、乳がん、子宮頸がんと並んで（2）のタイプのがんの代表で、国も健康増進法のなかで、検診を推奨しています。
坂本さんの死をムダにしてはなりません。

経営者の行動が社員を守る

２００９年にスタートした「がん対策推進企業アクション」は、企業におけるがん検診受診率の向上や、がん治療と仕事の両立をめざす厚生労働省の国家プロジェクトです。発足以来、私が会議の議長を務めてきました。
恒久的な予算の裏付けのないこの事業が14年の長きにわたり続いているのは、国も企業でのがん対策の必要性を重視しているからでしょう。

がん対策推進企業アクションと、中小企業に強みを持つ大同生命保険が共同で、中小企業の経営者1万人以上を対象に「中小企業のがん対策実態調査（大同生命サーベイ）」を２０２１年、２０２２年に行いました。これまで、中小企業のがん対策の実態は把握されてきませんでした。この調査はとても貴重なものと言えます。

2年にわたる調査の実数は、合計1万6417社（2年連続の回答企業数2482社）に上ります。両年を通じた調査結果が同じような傾向を示すことや、調査が面談方式で行われていることから、日本の中小企業のがん対策の実態がほぼ把握できたと思います。

2021年の調査結果では、経営者自身が「2年以内に何らかのがん検診を受診した」と回答した割合は72％に達しました。

もっとも、がん検診ごとの内訳でみると、胃がん検診の受診率が最も多く55％、最も少ない肺がん検診では43％。経営者のがん検診率は5割程度にすぎないことがわかりました。この割合は、国民生活基礎調査の国民全般の数字とほとんど違いはありません。

従業員に対して何らかのがん検診を実施した割合は全体で46％、従業員5人以下の企業では37％と非常に低い数字でした。胃がん検診が最も高く34％、大腸がん30％、肺がん27％で、乳がんは18％、子宮頸がんは15％にすぎません。さらに、「全く実施していない」が54％と半数を超える実態が明らかになりました。

本来、規模が小さい企業ほど、がんによる従業員の離職は大きな痛手となります。会社の経営に与えるインパクトは大企業とは比べものにならないほど大きいはずです。

興味深いのは、中小企業経営者のがん対策への関心と、従業員のがん検診実施率との相関です。

２０２２年の調査では、がん対策に「まったく関心がない」と回答した経営者の会社では、従業員のがん検診の実施率は13％と低位ですが、「あまり関心がない」では27％、「関心がある」では44％、「大いに関心がある」では52％となっていました。経営者のがん対策への関心が従業員のがん検診実施率を左右することが数字から見えてきます。

なお、コロナによるがん検診の延期、または受診控えは23％にも上ることが示されました。

「がんに罹患した従業員がいる（いた）」と回答したのは26％で、その31％が退職していることもわかりました。

短時間勤務など、がんになった従業員への支援も、がん検診と同様に、経営者のがんへの関心が大きく影響することも明らかになりました。なお、仕事とがん治療の両立支援は、経営者が女性だとより充実していました。

2年連続して回答した2482社については、がん検診の実施率が52％から73％と21ポイントも高くなりました。がん対策への関心も11ポイント増加しています。

中小企業のがん対策のカギは経営者への「教育・啓発」。企業アクションの重要なミッションだと痛感しました。中小企業経営者には、「がん対策は経営課題」と認識していただき、従業員へのがん検診の実施を進めてもらいたいと願っています。

また、検診のコストを気にする経営者も多いことがわかりましたが、安価で有効性がはっきりしている「住民がん検診」を従業員に受けてもらうことをお勧めします。できれば、受診日を就業扱いにしてほしいと思います。

がんでも働ける職場づくり

今、年間約100万人が、新たにがんと診断されていますが、その3分の1は、15〜64歳の「働き世代」です。

今後は、定年延長や女性の就労率の増加などにより、「働く世代のがん患者」はますます増加していくでしょう。まさに、新たな「がん社会」の到来です。

がん全体の10年生存率は6割に上りますが、早期がんであれば、多くのがんで95%以上が完治します。

がんと診断されると1年以内の自殺率が20倍を超えるなど、まだまだ、がんは「不治の病」というイメージがあるようですが、実際は「治る病気」になってきています。仕事をしながら、がんの治療を続ける方も増えています。

東京大学医学部附属病院と大同生命保険は、中小企業における新たながん対策研究を2022年に立ち上げました。「がんに対する意識とがん患者の就労状況」に関する共同研究です。私が中心となる「チーム中川」が研究を推進していきます。

この研究は、前の節で紹介した「中小企業のがん対策実態調査（大同生命サーベイ）」をさらに発展させるものです。私が「がん対策推進企業アクション」の議長としてとりまとめてきたこれまでの知見と、「中小企業を守る」という理念のもと、中小企業向けの保障をリードしてきた大同生命の豊富な契約データなどを融合させる取り組みがこの共同研究です。

研究の最終目的は、「がんになっても安心して働ける中小企業の職場環境」をつくり上げることにあります。中小企業の場合、従業員が、がん治療のために退職したり、長期間休職したりすると、大企業以上に大きな痛手となります。そのため、今後は、いかに早く従業員のがんを発見し、治療を開始するかが重要となります。

まずは、従業員が定期的に「がん検診」を受診しやすい職場環境づくりが必要でしょう。日本の企業の99％は中小企業です。そして、就労者の約7割が中小企業で働いています。一方で、中小企業のがんに対する理解や対策は、まだ十分に進んでいるとはいえません。

　この共同研究は、そうした課題を解決し、日本を支える中小企業とそこで働く人々が生き生きと活躍できる社会をつくり上げることをめざしています。

企業向け個別助言に高い評価

「がん対策推進企業アクション」の「推進パートナー企業」の中から、1450社を選び、企業のがん対策に関するアンケート調査を実施しました。

　3割以上の企業から回答がありましたが、内容に応じて、すべての企業に「個別」のアドバイスを行いました。また、アドバイスに際して、同業他社、同規模の他社と比較した結果も届けました。これにより、自社の立ち位置が確認できるように工夫をしました。これまでにない画期的な試みだと思います。

　さらに回答した企業に対して、アドバイスの有用性について、再度、アンケートを行ったところ、回答率は約8割でした。

がん検診の受診率向上についてのアドバイスに関しては、8割近くが「参考になった」と高い評価となりました。仕事と治療の両立支援に関しても、「参考になった」が同じく約8割に上りました。

業種や会社の規模などのさまざまな違いに目をつぶった「一般論」を示すのではなく、各社個別の「次の一手」に関する具体的な助言を行ったことが評価されたものと思います。

がん治療でも、一人一人の患者に寄り添った対応が求められますが、企業にも個別の対応が必要だと感じました。

「治す」と「癒やす」で患者を支える

現代の医療の源流はキリスト教にあると言えます。病院の形も中世ヨーロッパの修道院に起源を持ちます。修道女たちが、貧者や病人を修道院のなかにかくまって、手当=ケアを行っていたのです。医療の根底には、キリスト教の「愛の精神」が息づいているのです。

このことはフランス、ブルゴーニュのオスピス・ドゥ・ボーヌ（神の宿とも呼ばれる中世の施療院）を訪れたときに実感しました。現在のホスピスの原型がそこにありました。

今でこそ、がん全体の3分の2、早期であれば9割以上が治りますが、江戸時代の医学者、華岡青洲が全身麻酔を用いたがん手術を世界で初めて実施したのは1804年のことです。最初の放射線治療も1896年に行われていますから、長い間、がんを治すことなど不可能だったわけです。

つい最近まで、がん患者に対してできることといえば、癒やしや慰めしかありませんでした。近代的な医療技術は、ケアという基盤に付け足される形で提供されたものであって、ケアこそが、医療の原点なのです。

病気の「治癒」とは「治す」と「癒やす」から成り立っています。しかし、医療技術の進歩は「治す」と「癒やす」の関係を「治す＞癒やす」と変えてしまいました。

しかし、先端的ながん治療を売り物にする病院でも、医師だけでは医療は成立しません。病院に医師と看護師の両方がいることからもわかるように、つねに、「治す」と「癒やす」の両方がバランスよく提供されなければよい医療とは言えないのです。

私の膀胱がんの入院経験でも痛感したことですが、看護師と医師が上下関係ではなく、チームになって患者を支える体制が大切です。治療とケアの両方がつねに必要で、病状によって、ウエートが変わってくるだけなのです。これは、がん対策基本法の最も重要な考え方だと言えます。

がんも「ピンピンコロリ」型に

日本人の理想の死に方は「ピンピンコロリ」だと言われます。ついさっきまでピンピン元気だったのに、突然、コロリと死んでしまえば、たしかに苦しい思いをすることはありません。死の恐怖とも無縁でいられるでしょう。

2年前の春、二人の親しい友人が亡くなりました。一人は放射線治療の専門医で、私より一つ上の62歳。私が東大病院で臨床研修を始めたころの指導医でした。もう一人は、精神科医で、がん対策、とくに緩和ケアの分野のキーマンでした。47歳の若さでした。

ともに、勤務先で、仕事中に亡くなりました。何の前触れもない突然の死。おそらく、心筋梗塞と思われます。

亡くなった二人の場合、まさに、「ピンピンコロリ」型の死だったと言えます。しかし、私は、心臓発作などで、突然、命を落としたくはないと思っています。やり残したこともありますし、処分しておかなければならないものも山ほどあります。やはり、人生を整理し、締めくくる時間がほしいです。


がんは「ピンピンコロリ」とは反対に、徐々に死に向かっていく病です。そして、がんによる死の最大の特徴は「死が予見される」点にあります。実際、全く症状がなく、「自分は本当にがんなのか」といぶかる患者に、医師は（あてにならないことも多いのですが）「余命1年」などと宣告します。患者は、死ぬその瞬間まで、死の恐怖と闘わなければなりません。

ただ、がんの場合、治らないとわかっても、年単位の猶予があります。そして、比較的長い間、身体の機能は保たれ、最後の数週くらいで急速に悪化する経過をとります。つまり、死の直前まで、痛みなどの症状をとって、うまくつきあえば、がんも「ピンピンコロリ」型の病気になるわけです。

しかし、日本では緩和ケアが遅れてきたため、がんの痛みに耐え、苦しみながら死を迎えるがん患者が後を絶ちません。私の臨床経験でも、最期の貴重な時間を痛みとの格闘に費やした患者がたくさんいました。

緩和ケアが進み、がんが理想の死になることを心から願っています。

80歳までにがんで命を落とさないために

現在、わが国の高齢化率（総人口に占める65歳以上の高齢者の割合）は世界最高の29％で、2位のイタリアを5ポイントも上回ります。総人口が減るなかで、高齢者の人口は約3600万人と過去最多を記録しています。

高齢者の就業率は25％に達しています。特に65～69歳では10年連続で上昇し、50％を超えました。

総就労人口に占める高齢者の割合も世界トップ級の13・5％で、ドイツ

（2％）やフランス（1％）とは比べものになりません。

今後、日本人はさらに長く働くことになると思います。50年前と比べて、平均寿命は男女とも12年以上も延びていますが、定年は再雇用などを含めても55歳から10年の延びにとどまります。年金の支給開始年齢は50年前すでに60歳でしたが、今も65歳への移行途上です。

このままではわが国の年金制度の破綻は目に見えており、支給開始年齢の70歳への引き上げは避けられないと思います。私たちは70歳あるいはそれ以上まで働くことになりそうです。

日本経済新聞社が２０１９年秋に実施した世論調査でも、60歳代の54％が70歳以上まで働くつもりだと答えています。２０１８年秋の調査に比べて9ポイントも増えています。序章でもお話ししましたが、「人生１００年時代」を迎え、高齢者を中心に就労意識が大きく変わっていることがわかります。高齢者が長く働き続ける制度づくりが求められるでしょう。

75歳、80歳まで仕事を続け、その後も社会との絆を保ちながら健やかに暮らす、そんな時代が来ると思います。「老後」が死語になるとも言えるでしょう。

実際、日本人女性の半数以上が、男性でも４人に１人が90歳まで生きています。１００歳以上の高齢者の数は52年連続して増加し、２０２２年に９万人を突破しました。

ただし、百寿者の９割近くが女性です。そこで、とくに男性諸氏に呼びかけたいと思います。一定の生産性を保ったまま90歳を迎え、さらに、１００歳をめざそうではありませんか。

そのためには80歳までにがんで命を落とさないことが大切。60～74歳の男性、35～74歳の女性では、がんが死因の４割を超えています。まさに「がんの壁」です。

超高齢社会のフロントランナーとしてこの壁を乗り越えていきましょう。

母の入院と養老先生

あとがきに代えて

今年のゴールデンウイークは毎日病院に行っていました。まるで、研修医時代に戻った感じでした。母が東大病院に救急搬送され、集中治療室に入院したからです。88歳の母は大病などしたことがなく、東京都中央区佃の高層マンションに一人で暮らしてきました。家事はすべて自分でこなし、食事は三食自分で作って、きちんと食べます。まさに、本書のテーマ「元気で100歳」に迫る姿です。

カロリー制限は、酵母のような単細胞生物からアカゲザルまで、がんの発生を予防し、長寿をもたらします。私も「昼は食べない派」ですし、朝もほとんど食べません。忙しいし、歯を磨く時間ももったいない。そもそも、美味しい食事を美酒とともに頂きたいという偏った思いもあります。

ただ、三食たらふく食べて元気な母を見ていると複雑な思いでおりました。

大型連休がスタートした4月29日の朝、同じマンションに住む保健師の友人

Sさんから、母の様子がおかしい(血圧が測れない、顔面も蒼白)と電話がありました。ショック状態と判断し、すぐに救急車を呼んでもらいました。

前日に脚立に乗ってカーテンを直そうとして、後ろに倒れて腰を強打、5つある腰の骨のうち、一番上の第一腰椎で圧迫骨折が起こっていました。母は転んで背骨が潰れる圧迫骨折を何度も経験しています。しかし、今回は高いところから落ちたため、骨折の程度がこれまでより重症で、激しい痛みのため、ソファーにずっと横になっていました。

水分補給も足りなかったせいか、膀胱から感染した細菌が全身に拡がり、多臓器不全をもたらす「敗血症」が起こったようです。

敗血症といえば、糖尿病から敗血症を起こし、61歳の若さで亡くなった俳優の渡辺徹さんを思い出します。今、高齢者を中心に増えており、国内での年間死亡数は10万人を超えます(がんによる死亡は38万人)。

母はSさんに家の鍵を預けていました。さもなければ、母が玄関を開けることはできなかったはずですから、間一髪のところでした。母はよく、「遠くの息子より近くの他人」と言っていましたが、まさにその通りです。

5月末の時点で母はリハビリ病院に入院中ですが、家の掃除から、中川家に嫁いで以来の「68年物」の糖床の管理までSさんにお願いしています。

私など、マンションの同じフロアに住む人の顔も名前もわかりませんから、母の立場だったら生きていなかったことでしょう。

日頃の暮らしぶりが、いざというときに明暗を分けると感じましたが、同時に、運も味方をしたと思います。

コロナが収まった時期でしたから、救急車はすぐに来てくれました。また、休日の早朝で道路も空いており、救急車が東大病院に着くのに10分程度しかかかりませんでした。コロナ最盛期や道路の混雑時だったら、病院への到着が遅れ、命は助からなかったかもしれません。

東大病院では、心臓病専用の集中治療室（ＣＣＵ）に入院しました。本書にも登場する恩師の養老孟司先生が入院されたのと同じ部屋でした。

養老先生は大の病院ぎらいで有名ですが、２０２０年6月に体調が悪く一度診てくれと言われ、私の外来を受診されました。その日のうちに、重度の糖尿病と無痛性の心筋梗塞と診断し、そのままＣＣＵに入院してもらい、カテーテル治療を受けられました。今では、すっかり回復され、元気にタバコも吸っておられます(笑)。

さて、母はもともと「心臓弁膜症」がありましたが、昨年末の区民検診で、それまでなかった「心房細動」が見つかりました。

心臓が一定のリズムで収縮するのは、右心房にある「洞結節」から規則正しく電気信号が発信され、心臓の筋肉が反応するからです。

母のような心房細動では、洞結節以外の場所から発生する異常な電気信号によって心房が細かく激しく震えるように動く状態になってしまいます。

心房細動は心臓の老化の一つといえる病気ですので、がんと同様、高齢化によって増えています。

母の場合、心臓の持病が敗血症によって悪化し、心臓のポンプ機能が低下する心不全になってしまいました。しかし、心臓は持ち直し、今はリハビリに励んでいます。なんとか、もとの生活に戻れることを願うばかりです。

気になるのは脚の筋肉が落ちたこと。これは養老先生にも言えることで、リハビリ、筋トレが大事になります。このことは日本人がもっと気にしてよい点です。

なお、心臓にはめったにがんはできません。心筋細胞は高度に分化していて細胞分裂がまれなため、遺伝子のコピーミスが起こりにくいことが大きな理由と思われます。このことは心筋梗塞が怖い理由でもあります。

ともあれ、あの朝、Sさんが不在だったら、母の命はなかったでしょうから、ゾッとします。やはり、自他を問わず、突然の死は避けたいと思います。

その点、がんは人生の終わりを確かめ合うだけの時間を与えてくれる病気です。私はがんで死にたいと願っています。


母が死にかけたエピソードで本書を結ぶのはどうかとも思いましたが、「人生100年時代の健康学」に関心を持つ読者には参考になるはずです。

「がんを学ぶ」ことが長寿の秘訣であることは間違いありません。しかし、100歳を迎えるには、それだけではどうも足りないのかもしれません。案外、一見健康とは関係がないように見える「人との絆」といったものも大切なのでしょう、きっと。

2023年5月

中川恵一

著者　中川恵一（なかがわ けいいち）
東京大学大学院医学系研究科特任教授。医学博士。
厚生労働省がん対策推進企業アクション議長、文部科学省がん教育の在り方に関する検討会委員を務める。日本経済新聞で「がん社会を診る」を連載中。

人生を変える健康学
がんを学んで元気に100歳

2023年6月27日　第1刷

著者　中川恵一
発行者　大角浩豊
発行所　株式会社日経サイエンス
https://www.nikkei-science.com/
発売　株式会社日経BPマーケティング
〒105-8308 東京都港区虎ノ門4-3-12
印刷・製本　株式会社シナノパブリッシングプレス

ISBN978-4-296-11601-0
Printed in Japan